蘇聯特種部隊教官，海豹部隊與CIA特聘專家，
完整傳授用壺鈴就練到超級強壯的**戰鬥民族訓練法**

SIMPLE AND SINISTER

KETTLEBELL

帕維爾

正宗俄式壺鈴訓練手冊

**PAVEL
TSATSOULINE**

帕維爾·塔索林————**著**
王啟安————**譯**

目錄
contents

正宗俄式壺鈴訓練手冊

PART

I

壺鈴
Kettlebell

俄羅斯壺鈴

一顆在手用處無窮

The Russian Kettlebell
An Extreme Handheld Gym

如果壺鈴是一個人，你會希望街頭打架時他站在你這邊。
——健力選手格蘭・布區林（Glenn Buechlein）

自古以來，俄羅斯人就利用壺鈴來變強壯。

壺鈴在俄羅斯文稱為「girya」，是一顆附有把手的砲彈，三百年來造就許多強壯的人。在帝俄時期，「壺鈴」就是「強壯」的同義詞；大力士或舉重選手的俄羅斯文叫做「girevik」，意思就是壺鈴男性；而強壯的女性則叫做「girevichkas」，意思就是壺鈴女性。

1913 年的俄羅斯雜誌《海克力士》（Hercules）有一段話是這麼說的：「沒有任何一項運動能和壺鈴一樣，對我們的肌力和體態有那麼好的訓練效果。」

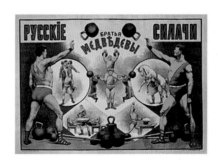

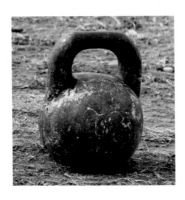

前蘇聯喬治亞共和國伐季安尼空軍
基地（Vaziani Air Base Gym）
健身房中的一顆壺鈴。

壺鈴體積小、便宜、幾乎不會壞，隨時隨地都可以使用。壺鈴是很特別的訓練
工具，讓我們可以用相對輕的重量得到很棒的訓練效果，而且根本只需要幾顆
壺鈴，就能取代整間健身房。丹・約翰（Dan John）曾經說過：「只要我房
間裡面有壺鈴，我就能夠為了全國大賽備賽了。」

自從我在 1988 年將俄羅斯壺鈴引進西方國家以來，壺鈴已經成為許多優秀運
動員的主要訓練工具，從健力選手、綜合格鬥選手、到鐵人三項選手都有；而
且菁英特種部隊也將壺鈴當作主要訓練工具，他們發現壺鈴可以讓身體素質全
面提升，沒有任何工具比壺鈴更有效。

經驗法則和科學研究都指出，壺鈴能提升各種身體指標，包括肌力、爆發力、
肌耐力、而且也能促進肌肉生長、減脂、以及健康等等。眾所皆知壺鈴擺盪能
夠讓菁英健力選手的硬舉持續進步，同時也能讓高階長跑選手跑得更快，這就
是壺鈴男性口中所謂的「什麼鬼效果」，說白話一點就是壺鈴完全打破專項性
的原則。

願俄羅斯壺鈴帶給你力量！

單純又兇狠

Simple & Sinister

競技「精緻化」（或是所謂看似精緻實為複雜）
會帶來壞處，專業人士追求的是理想的簡化。

──納希姆・尼可拉斯・塔雷伯（Nassim Nicholas Taleb）
《反脆弱》（*Antifragile*）

壺鈴訓練計劃就和壺鈴本身一樣，單純又兇狠。
首先用這個名字來描述本訓練系統的人，是一位美國反恐特務。

他現在已經退休了，所以我可以公布這位勇士兼紳士的名字，並公開向他致謝。
他的名字是：卡爾・安格奈利（Carl Agnelli）。

從這個訓練系統開始以來，我一直試著讓它變得更單純，同時始終保持兇狠。
十四世紀時，奧坎的威廉所提出的「奧坎剃刀法則」（Occam's Razor）其
實就是最好的訓練建議：「切勿浪費多餘功夫，去做本來可用較少功夫完成之
事。」我們這個單純又兇狠（S&S）計畫將所有訓練動作簡化成兩個，能帶來
最大的益處、易於學習、執行起來也很安全。這是一套相當防呆的訓練計劃。

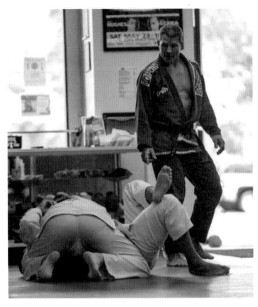

美國特務卡爾・安格奈利，將我的訓練系統稱作「單純又兇狠」。

「切勿浪費多餘功夫，
去做本來可用較少功夫完成之事。」

單純又兇狠就是我們俄羅斯人所謂的

「一般準備計畫」（gereral preparation program）。

- S&S 能讓你的身體準備好面對人生任何挑戰，包括將鋼琴搬上樓或在街頭與人打架。
- S&S 會讓你練出格鬥選手的體魄，因為身體的外型會反映身體的功能。
- S&S 會讓你具備執行任何運動所需的肌力、體能、以及柔軟度，甚至足以讓你在這些運動表現良好。
- 如果你是一位認真訓練的運動員，S&S 會是你專項訓練的絕佳基礎。
- 如果你是一位認真的健力或舉重選手，S&S 不會干擾肌力，反而會讓你的肌力提升。

單純與兇狠計畫除了有上述好處之外，更能讓你有足夠的時間精力來照顧家庭、工作、練習運動技巧，並享受人生。

S&S 計畫不是……

本訓練計畫的目的並非將任何一項體能指標練到最強，也不是針對任何一個專項。如果你的目標是想推起最重的壺鈴、連續做 1,000 下壺鈴擺盪、或打破自己的硬舉最佳紀錄、或是在某項賽事贏得冠軍，S&S 計畫並不適合你。要達到上述這類目標，就應該執行專項訓練計畫；但是前提是你一定要先建構起基本的一般身體素質準備，否則你將只能看到短期進步，無法達到你潛力極限，甚至可能受傷。

除了競技運動員或專項運動程度很好的人以外，多數人都不需要這種專項訓練；他們只需要花最少的時間精力，好好利用 S&S 這類強大的一般訓練計畫，就能得到最大的好處。

「要練成超人般的身體素質，
緩慢和快速的動作都需要訓練。」

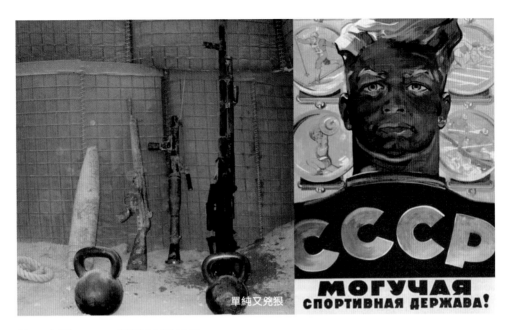

單純又兇狠

簡單來說，S&S 訓練計劃就是：

只有**壺鈴擺盪**和**起立**這兩個動作，因為沒有其他動作可以用如此簡單的方式帶來這麼全面的效果。知名健身產品製造商約克槓鈴（York Barbell）的創辦人鮑勃・霍夫曼（Bob Hoffman）曾說：「要練成超人般的身體素質，緩慢和快速的動作都需要訓練。」起立是最棒的緩慢動作，而壺鈴擺盪是最佳的快速動作。兩個動作都練的話，就把光譜的兩端都照顧到了。

SFG[1] 的教官馬克・瑞福凱德（Mark Reifkind）認為壺鈴擺盪是所有訓練動作中最有效益的一個，帶來的好處包括絕佳的體能、快速減脂、髖部的爆發力、超人般的握力、維持背部健康、而且不會對膝蓋帶來太多負擔。瑞福凱德也認為，70 歲的老太太到 20 歲的超級運動員，都可以訓練壺鈴擺盪。

---

1 | SFG 是我的公司「StrongFirst」的壺鈴訓練部門，字母 G 代表的意思是壺鈴（girya）。

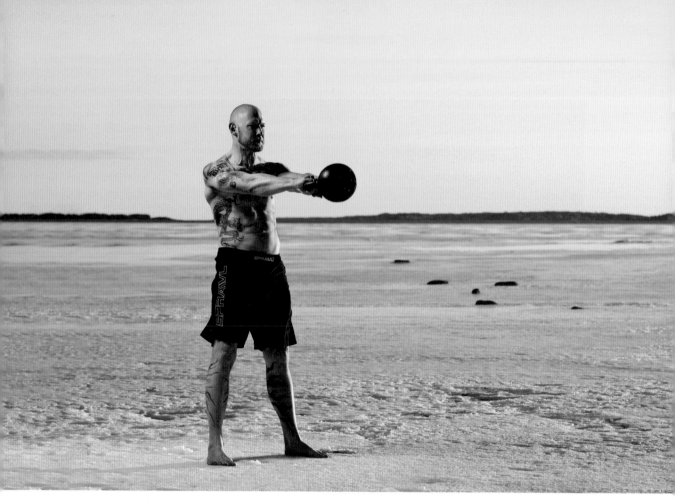

SFG 教官湯姆・布朗姆（Tommy Blom）在瑞典的雪地做壺鈴擺盪。

以前的大力士都很喜歡做起立，這個動作可說是「功能性訓練之王」。很多人都口口聲聲說自己在做功能性訓練，但如果沒有做起立，就很難得到最好的效果。如果搭配足夠的重量，起立對於我們移動身體的能力會帶來非常大的效果，遠大於使用大球、彈力帶、迷你小啞鈴等娘炮訓練動作。只要你掌握了起立技巧，你就能真正掌握自己的身體。

起立對於強化肩膀的效果非常好，可以大幅提升肩膀承受巴西柔術關節技以及大重量握推的能力，同時也是最佳的腹部訓練動作之一。搭配壺鈴擺盪一起訓練，起立可以讓你練成相當強壯的背部和肩膀。

你的訓練計畫將會相對彈性，一週訓練五至六次，每次包含 100 次壺鈴擺盪和 10 次起立，這是相當適中的訓練量。前保加利亞體操國家隊教練艾文・伊瓦諾夫（Ivan Ivanov）曾說：「訓練帶給你的效益應該要大於你付出的成本。」

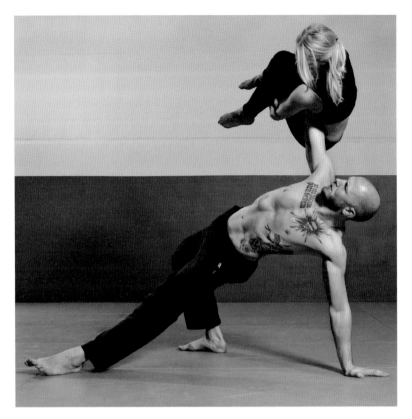

人體起立（千萬別在家輕易嘗試）。

「訓練帶給你的效益應該要大於你付出的成本。」

每一組壺鈴擺盪做 10 下、每一組起立都做 1 下，以確保兩個動作都能維持足夠的爆發力輸出和完美的技術。完成一組後不要急著做下一組，因為這個計畫的重點是爆發力、肌力、以及動作品質。

S&S 訓練計畫可以讓你身體的油箱充滿燃料，以備不時之需。我有一位朋友曾經寫道：「今天晚餐前打獵比較晚，我觀察到了一件事：最聰明最厲害的策略型運動員每天都會努力訓練，但他們永遠不會耗盡自己油箱裡面的燃料。他們靠著每天努力訓練卻又不練到過度痠痛，來延續自己的運動生涯。」

不過，你偶爾也可以用某種形式來測試自己的身心極限。

你的壺鈴工具箱

讓我借用一下一款知名瑞士手錶的廣告台詞:「你從未真正擁有一顆壺鈴,你只是幫你的下一代保管而已。」如果你的壺鈴品質夠好且維護得好,它們會活得比你久。所以別猶豫了,買好一點的就對了。

俄羅斯壺鈴的重量一般都用「普特」來測量。普特是俄羅斯古老的測量單位,大約等於 16 公斤,也就是 35 磅左右。要執行 S&S 計畫,你需要以下幾種壺鈴:

你需要的壺鈴:

	現在	不久之後
肌力水準一般的女性	18、26、35 磅	44 磅
強壯的女性	26、35、44 磅	53 磅
肌力水準一般的男性	35、53 磅	70 磅
強壯的男性	53、70 磅	88 磅

你可以在我死後從我冰冷的手上將壺鈴撬開
——無名氏

如果你不確定「強壯」是什麼意思，表示你大概還不算強壯。

女性朋友需要的壺鈴數量較多，因為上下肢肌力的比例和男性不一樣；而女性與男性在壺鈴擺盪和起立的目標重量也因此不同。雖然要購買較多的器材，看起來好像當了冤大頭，但妳要知道壺鈴的價格是以磅數來算的，所以其實妳還是賺到了。

壺鈴男性是不講磅數的，就算在美國和英國也一樣，所以請開始用公斤來記住你的壺鈴重量。下面這個表格和前面的表格一樣，只是單位變成公斤：

	現在	不久之後
肌力水準一般的女性	8、12、16 公斤	20 公斤
強壯的女性	12、16、20 公斤	24 公斤
肌力水準一般的男性	16、24 公斤	32 公斤
強壯的男性	24、32 公斤	40 公斤

壺鈴女性：帝俄時期的女性壺鈴運動員

1902 年的時候，「巴爾幹冠軍」琳達・貝玲（Linda Belling）用單手彎舉 32 公斤的壺鈴，震驚了聖彼得堡運動協會。

雅加菲亞・札瓦娜亞（Agafiya Zavidnaya）在過了運動表現巔峰之後，仍然能夠輕易推起兩顆 32 公斤的壺鈴。著名馬戲團演員阿納托利・杜洛夫（Anatoly Durov）的太太安娜・捷爾德（Anna Geld），在 1920 年代時曾在舞台上舉起大重量的壺鈴和槓鈴。為了證明自己的力量是真材實料，安娜甚至曾經挑戰一名男性角力選手。雖然她最終還是輸了，但還是能夠與對方激烈纏鬥 20 分鐘。

1913 年的時候，一位名為瑪麗亞・魯爾斯（Maria Lurs）的愛沙尼亞馬戲團演員能夠輕鬆使用 32 公斤的壺鈴做動作，甚至能夠單手抓舉 48 公斤的壺鈴！伊凡・列貝德夫（Ivan Lebedev）曾如此描述瑪麗亞・魯爾斯：「她表演中的每一個動作都充滿力量，但她的身形卻一點都不粗曠，反而看起來相當柔弱，而且線條相當漂亮……瑪麗亞的力量驚人，且身形相當勻稱，一般都會女性看到瑪麗亞的時候，都應該以同樣身為女性為榮。」

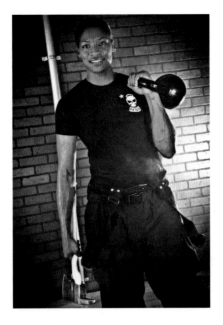

二十一世紀的壺鈴女性。雅莎・華格納（Asha Wagner）是消防員，同時也是 SFG 的隊長，她可以在身上綁著一顆 70 磅的壺鈴，做出一下標準的引體向上（從靜止懸吊位置出發，完全不借力，頸部與單槓一樣高）。

但是請不要誤會，認為俄羅斯都會女性都很瘦弱。《聖彼得堡時報》（*St. Petersburg Gazette*）曾在 1897 年報導：

在我們的首都中，最強壯的女性運動員是 M.S.P 小姐。雖然她很年輕，而且體重只有 3 普特，她卻能夠用單手推舉比自己體重還多 10 磅的壺鈴……第二強壯的女性運動員則是 E.G 太太。有趣的是，她已經結婚了，而她比她老公強得多。

各位女性朋友，妳們如果願意，一定也可以和 E.G 太太一樣，畢竟現在很多男性都柔弱到不行。只要妳拿起壺鈴開始訓練，一定能夠比多數男性強壯。

女性的最終目標是能夠輕鬆用 35 磅執行起立，並用 53 磅執行單手壺鈴擺盪；而男性的目標則是兩個動作都能用 70 磅的壺鈴執行。經驗顯示，這些數字都不會太難達到，而且達到之後，都會對全方位體能和身體組成有很大的助益。

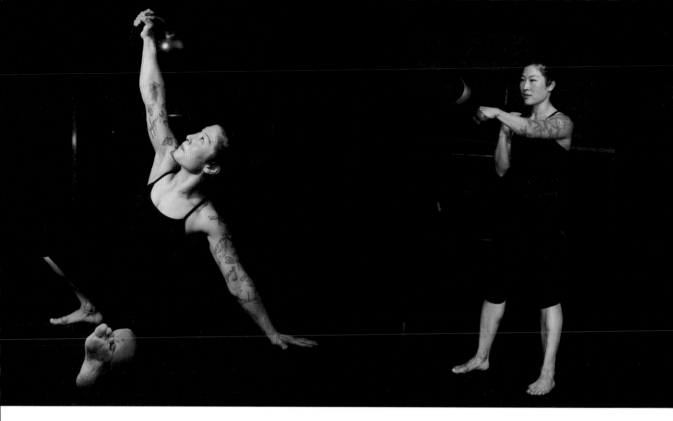

兇狠的米拉・克溫・格雷西亞（Mira Kwon Gracia）。她是 SFG 的隊長，同時也是全國長青組舉重冠軍。

簡單目標	女性	男性
5 分鐘內執行每組 10 下，總共 100 下單手壺鈴擺盪	24 公斤	32 公斤
壺鈴擺盪結束後休息一分鐘，接著在 10 分鐘內執行 5 組起立（兩手都要，每組 1 下）	16 公斤	32 公斤

凱列・麥坎（Caleb McCain）達到簡單目標後，在 StrongFirst.com 的論壇上說：「我覺得自己比以前更強壯、更有精神，現在隨時都想跑個 20 英哩然後找架打！」

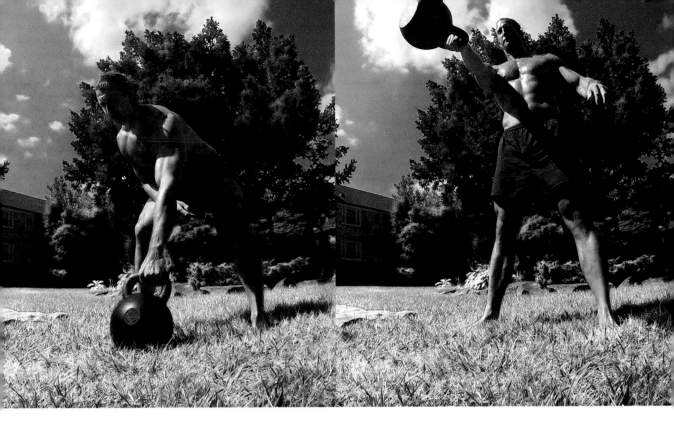

兇狠的諾亞·麥斯威爾（Noah Maxwell），他是 SFG 的隊長。

如果你想再進階，請看看以下這個兇狠挑戰：

兇狠挑戰	女性	男性
5 分鐘內執行每組 10 下，總共 100 下單手壺鈴擺盪	32 公斤	48 公斤
壺鈴擺盪結束後休息一分鐘，接著在 10 分鐘內執行 5 組起立（兩手都要，每組 1 下）	24 公斤	48 公斤

體重和年齡都不是藉口，畢竟我們不是在做競技運動，所以根本沒有公平這回事。試想，如果你必須將一個失去意識的人從壞掉的車子裡拉出來，或是跟別人在街頭鬥毆，你根本不可能有量體重或展示駕照的機會。

隨時準備好訓練

會受傷都不是因為壺鈴，而是因為人。

你絕對會對壺鈴肅然起敬，看你要用輕鬆的方法還是痛苦的方法而已。

以下是輕鬆的方法：

1. 取得醫師許可。

取得許可，尤其是取得骨科醫師和心臟科醫師的許可。心臟科醫師的許可很重要，因為壺鈴訓練的強度非常高。

2. 隨時注意周遭環境。

不要在濕滑的表面訓練，並記得找可以摔壺鈴的場地。

你訓練的地方不要有可能會讓你絆倒的東西（包括其他壺鈴），也不要有在甩壺鈴的過程中可能會打到的任何人事物。

如果你在戶外練起立，要注意太陽的方向，因為直視太陽可能會讓你產生暈眩。

3. 建議赤足訓練，或是穿薄平底鞋，讓腳趾有空間延伸。

赤足訓練對健康和表現都有很大的幫助。但如果你一定要穿鞋子，可以穿 Converse 的 Chuck Taylors 系列鞋款、Vibram 的五指鞋，或鞋底較薄、且不會讓腳底擠在一起的鞋子。我們的腳底有敏感的感受器，會讓我們更強壯、並

就算是沒有裝子彈的槍，每年也會發射一次。
——俄羅斯遊騎兵士官長

提升平衡感與協調性。如果穿一般的鞋子來訓練，就會降低這些感受器的功能，會干擾運動表現、並增加受傷風險。在鞋子的選擇方面，不如就原始一點吧！

4. 不要跟壺鈴硬擠空間。

如果某一下動作出了問題，就不要硬做。記得讓壺鈴安全落地，有必要的話就閃開，這時候你會希望你的腳步越快越好。

5. 絕對不要忽略安全措施。

請尊重每一顆壺鈴，就算是最輕的壺鈴也一樣。拿起或放下壺鈴時，都要用最好的姿勢；而每一組動作要到壺鈴安全落地之後才算結束。

6. 只要心跳率還是很高，就請保持活動。

經過一個辛苦的訓練組後，請保持走動來協助心臟輸送血液，並在心跳率快要恢復正常時才停下來。你可以考慮使用心率感測器。

7. 訓練時和訓練後都不要讓你的脊椎彎曲。

訓練後往前彎腰或駝背伸展雖然看起來沒什麼問題，但可能會讓你的背部受傷。

若沒有特殊情況，訓練後的伸展建議採取往後彎腰的動作。

「請當一名負責任的大人，不要幹傻事。」

8. 重要的是質，不是量。

大師級物理治療師格雷・庫克（Gray Cook）曾經指出，疲勞會讓動作監控能力下降，而且「身體會為了做到更多的量，而犧牲動作品質」。若無法繼續維持良好動作品質，請直接結束動作。

指示永遠無法做到盡善盡美，要達到絕對的安全與效果，還是仰賴各位良好的判斷力。請當一名負責任的大人，不要幹傻事。

無論何時，都請你認真看待壺鈴。

不要「運動」

要練習

我去健身房不是為了運動，而是為了學習。每次從健身房出來我都滿頭大汗且筋疲力盡，所以你也可以說我做了運動，但我經歷的其實是學習的過程
——艾德・湯瑪斯（Ed Thomas）博士。

在 StrongFirst，我們將肌力、耐力、爆發力等特質視為技能。因此，我們的訓練其實比較像是「練習」，而不是「運動」。如果一開始就能有這種正確的心態，日後將受用無窮。

我即將和你分享壺鈴擺盪和起立經典技巧的漸進練習模式。建議你幾乎每天都要練習這些技巧，並在練習的前後加上我們馬上就會討論到的活動度與伸展動作。

肌肉充血、灼熱、或滿頭大汗都很正常，別擔心。每次請空出 20 至 30 分鐘來練習，就像練習彈奏樂器一樣。你必須完全專注於將手邊的任務做好，而不是想著在一定的時間內要做多少下。

壺鈴擺盪和起立分別需要你投入 10 至 15 分鐘左右，重點不在達到多少重量或反覆次數，而是要把動作做到最好。請用檢視體操、花式溜冰或跳水的心態來評估你的動作技巧。

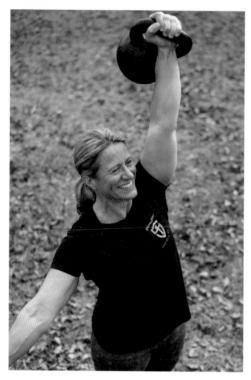

兇狠的安娜

聽聽 StrongFirst 菁英，兇狠的安娜・坎寧頓（Anna Cannington）怎麼說：

「請每天根據書上的指示，耐心練習 S&S 的動作。請將注意力完全放在動作技巧、改善小細節、並督促自己每天都要進步……不要在意使用的重量，直到你開始感覺相當輕鬆的時候，再考慮是否使用更重的壺鈴……」

同時也請記得，不要陷入另一個極端，認為重量完全不重要。兇狠的安娜一點也不喜歡娘炮：「他們一開始都用超級輕的重量，擺盪做得亂七八糟，然後永遠都一樣弱。」

「我們確實建議一開始使用較輕的重量，但你必須快速進階到能夠使用你認為重量中等的壺鈴，畢竟太輕的重量無法為身體提供足夠的反饋，從而影響訓練品質。」

「請耐心練習⋯⋯不要在意使用的重量，
直到你開始感覺相當輕鬆的時候，
再考慮是否使用更重的壺鈴⋯⋯」

建議的初始重量

	肌力水準 一般的女性	強壯的女性	肌力水準 一般的男性	強壯的男性
壺鈴擺盪	12 公斤	16 公斤	16 公斤	24 公斤
起立	8 公斤	12 公斤	16 公斤	24 公斤

壺鈴擺盪建議每一組做 5 至 10 下，而且如果你覺得動作已經跑掉，請立刻把壺鈴放下。

以下是安娜的建議：

「壺鈴擺盪的動作要『爆發』，而且應該要很用力才做得到。你甚至可以到戶外去丟壺鈴，擺盪到最高點的時候把壺鈴往前丟，來測試爆發力是否足夠。如果壺鈴沒有往前飛 6 英呎以上，代表你還要再更用力一些。懶散、輕鬆的擺盪不會讓你進步，但是很多人都這樣。」

一開始建議做雙手壺鈴擺盪就好；直到你覺得自己練得夠好之後，再加入單手或換手的版本。

至於起立則每組都做 1 下就好。第一個理由是為了安全，畢竟在執行起立這種類等長動作時，如果動作時間持續太久，身體一定會有地方出問題；第二個理由則是因為我們要強調的是肌力發展。單側起立一次大約會持續 30 秒，而這個時間已經足夠你做 8 下紮實的暫停臥推了！每組 8 下的動作能夠提升肌力，但如果做到 16 或 24 下就變成肌肉生長了。

如果你的起立動作不穩定，可以降低難度，限制動作範圍，也就是先做你能夠安全掌握的動作範圍就好。
別著急。前 SFG 教官丹・約翰曾說過，要「探索動作」。

別著急，要「探索動作」。
——丹·約翰

安娜·坎寧頓說：

「每一邊的起立一次大約持續 30 至 35 秒，我認為這是很多人忽略的關鍵！他們都做得太趕，因此少掉很多肌肉在壓力下的時間，也犧牲了動作品質。」

組間休息可以四處走動，消除肌肉的緊張。採用動態休息，讓你的呼吸慢慢回到正常。這個方法適用所有動作，包括暖身在內。

壺鈴擺盪和起立對握力都有很大的要求，所以建議使用止滑粉。定期在組間休息時訓練與抓握壺鈴相對的肌肉，有助於讓握力恢復。你可以買一綑綠花椰菜，把綁花椰菜的橡皮筋拿下來，然後把花椰菜丟掉，再把橡皮筋綁著一手的五隻手指，接著將手指張開來對抗阻力。這個動作不需要很用力，畢竟目的是恢復，甚至連次數都不需要在意。

為了不要浪費花椰菜與造成環境的負擔，你可以買 IronMind.com 特製的橡皮筋來訓練伸指肌。

（講到蔬菜這個噁心的話題，我想到一句卡通台詞：「我有在健身，所以根本不用吃花椰菜。」）

不要聊天、不要偷看異性、不要看電視、不要滑手機、不要喝水、也不要去廁所，請專心訓練。

將上述這個用心的訓練心態運用在暖身動作（尤其是深蹲），並確實伸展。

除了舉壺鈴和動態恢復以外，你不要做其他任何事情。不要聊天、不要偷看異性、不要看電視、不要滑手機、不要喝水、也不要去廁所，請專心訓練。你的訓練時間只有半小時不到，請不要分心。

壺鈴擺盪和起立這兩個動作都熟練以後，你就可以執行本書第二部分列出的標準 S&S 訓練計畫。你會發現，接下來要討論的計畫和先前提過的差別不大。

將你的力量徹底釋放

活動度給了我力量，是我的祕密武器
——鈴木一朗。

無法觸及到目標的肌力沒有任何作用。

想像一名泰拳選手用力把他的膝蓋往前踢出，此時他的伸髖肌群和臀部肌群充分收縮，讓他得以把全身的力量集中在這一次攻擊上，同時還能讓攻擊範圍增加好幾吋。

如果這名選手想攻擊對手，但他的髖關節非常緊繃，會發生什麼事呢？

我們在 StrongFirst 不會為了伸展而伸展；我們伸展的目的是移除妨礙我們用力的因素。

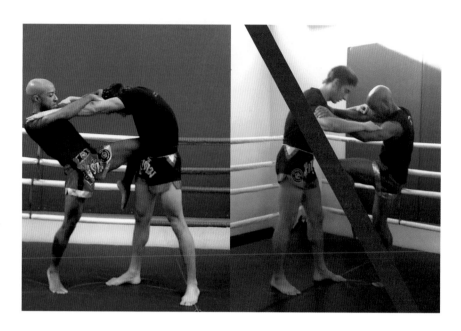

SFG 隊長史帝夫·米勒斯（Steve Milles）帶領的優秀格鬥選手，康乃爾·沃爾德
（Cornell Ward）和蓋亞斯·伊布拉特（Gaius Ebratt）。

我們在本節精挑細選了三個最佳的伸展動作。

第一個動作是酒杯式深蹲伸展，能夠釋放骨盆和髖關節，讓你得到驚人的活動
度。

第二個動作是 StrongFirst 橋式，能夠伸展屈髖肌群，也就是位於大腿頂部、
扮演讓臀肌煞車角色的肌肉。這個動作會釋放你的活動度，讓你更能執行致命
一擊、快速衝刺、以及強力跳躍。

第三個動作是壺鈴繞肩，能夠伸展上背部和肩膀，釋放你的手臂肌肉。

每次執行 S&S 訓練計畫之前，將這些暖身動作執行 3 組 5 下的循環組。

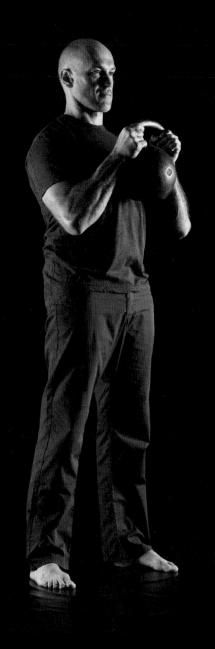

酒杯式深蹲伸展

對多數俄羅斯人來說，深蹲不是一個能夠舒服休息的姿勢，但俄羅斯人還是會常常練習深蹲，維持基本的動作模式，因為農場、軍營、火車站、以及許多地方的馬桶都是蹲式馬桶。

其他歐美國家的人就沒這麼幸運了，他們需要執行丹‧約翰提出的酒杯式深蹲，簡單又有效，尤其是在最低點伸展。

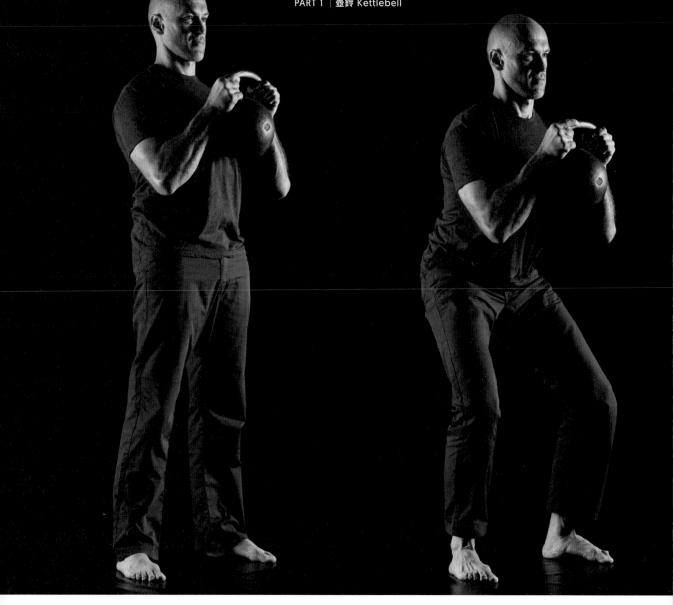

赤腳執行動作。抓著一顆輕壺鈴的握把，
雙腳與肩同寬，腳趾微微向外打開。

開始下蹲時，將膝蓋往兩側推開。

將身體站直。酒杯式深蹲除了活動度和強化下肢以外，也能改善你的姿勢。只
要稍微花點心思將身體打開，你將在不需要額外費力的情況下，讓肌肉獲得更
多的速度、爆發力、力量、準確性、以及耐力。

在腳踝不離地、沒有任何疼痛、且脊椎維持正確位置的情況下，盡可能往下蹲。

雙手手肘抵住大腿內側，並用手肘將膝蓋往外推開，注意不要讓大拇趾和拇趾
球離開地面。

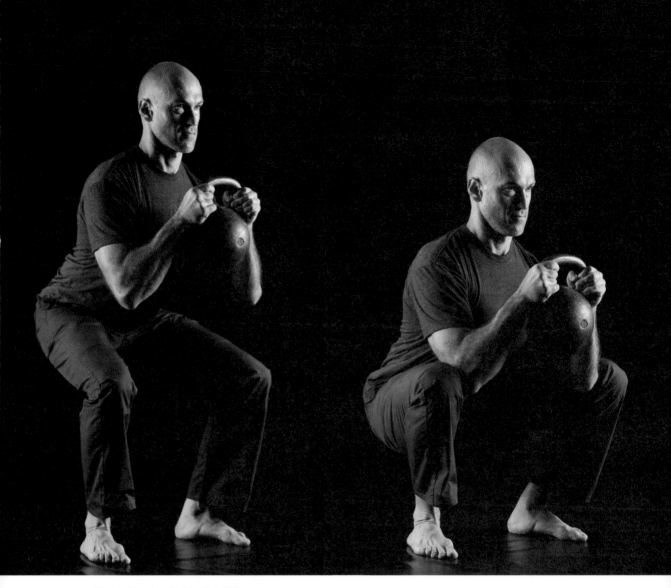

不要直直往下坐；想像要坐在路緣。

在深蹲動作底部停留，放鬆身體，不要圓背；抬頭挺胸，但不要把頭往後仰，並注意不要聳肩，全程維持輕鬆的呼吸。

此時開始將你的屁股「挖」鬆，你沒看錯，就是用挖的。請想像用屁股把一根大木樁從地上挖出來。除非你是金剛或艾迪·可恩（Eddie Coan），否則只讓身體直上直下是沒有用的，你必須將這個木樁前後左右挖開。

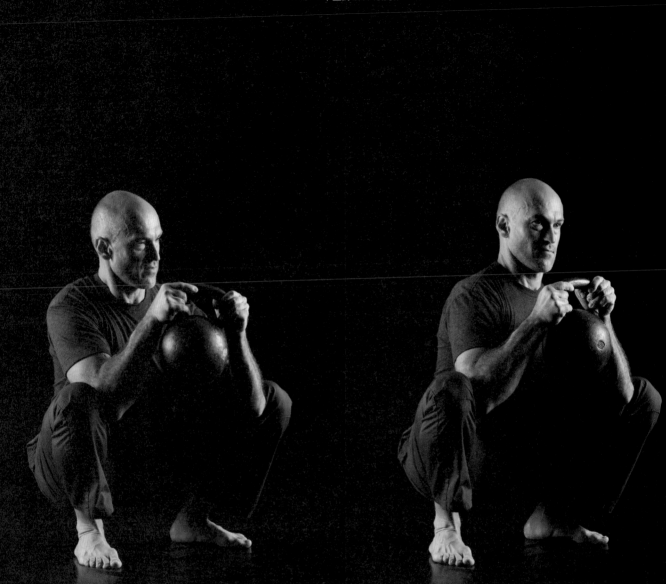

心中想著這個畫面，將骨盆前後左右移動。　　　　　　　　擠出空間。

你要用你的屁股做這個挖的動作。這個動作有兩個目的，首先是將骨盆分成兩半，也就是「拓寬」你的骨盆，這樣會避免你在訓練的過程中發生骨骼相關的問題。第二，要想像把髖關節從球窩中拉出來。別緊張，只是想像而已。除非你的活動度過好，否則得讓摔跤傳奇亞歷山大‧卡列林（Alexander Karelin）用盡全力，才能讓你的髖關節脫臼。

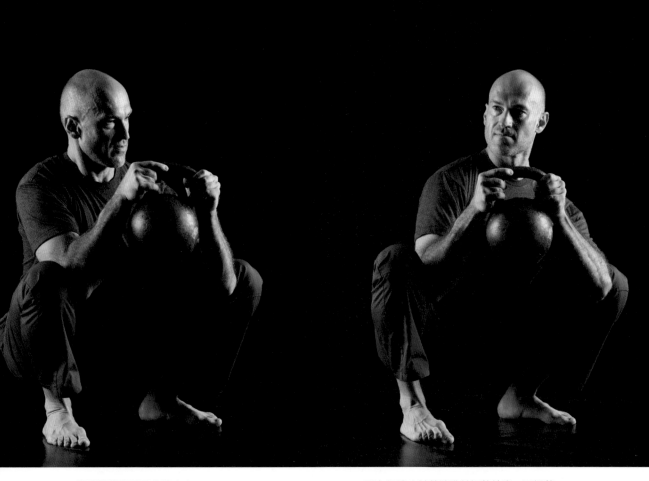

將髖關節從球窩中拉出來。
將骨盆拓寬。

現在很適合試著移動並調整站姿,而調整
好的站姿就是最好的深蹲站姿。

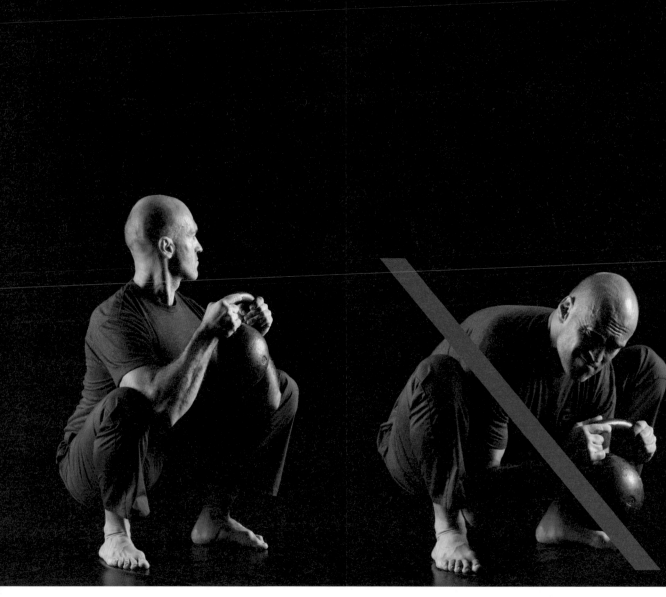

你的骨盆會持續下沉，你要盡可能蹲低，但不要圓背，也不應該感到疼痛，且不要讓手肘往下掉。

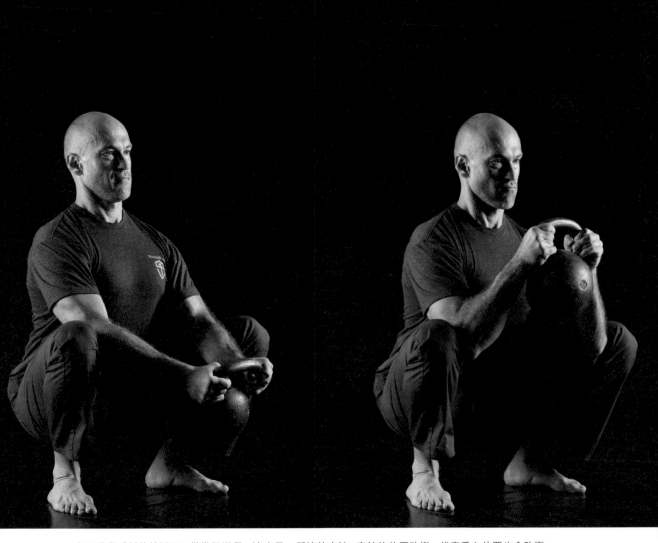

在不移動手肘的情況下,做幾個彎舉。這也是一種挖的方法:壺鈴的位置改變,代表重心位置也會改變。曾經有人在健身房看過美國臥推紀錄保持人傑克・銳普(Jack Reape)做這個動作。那個人很羨慕傑克的手臂,就問他這個動作是不是他最喜歡的肱二頭肌訓練動作。傑克面無表情地說:「不僅是最喜歡,也是唯一的動作。」

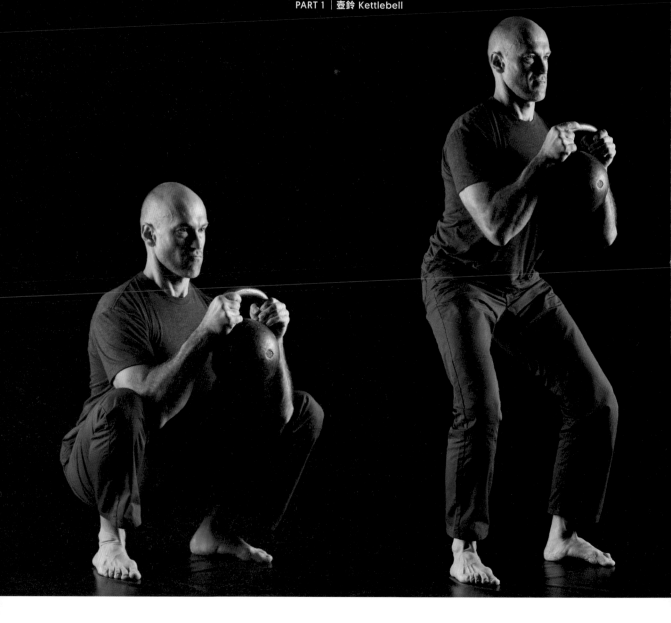

站起來的過程中把聲音哼出來。不要讓臀部比頭先往上抬,站起來後將膝蓋鎖死,並收緊臀部。

如果你的肌力不足,無法用好的動作站起來,就把壺鈴放下然後坐在地上。
每一下動作最後都要站直。

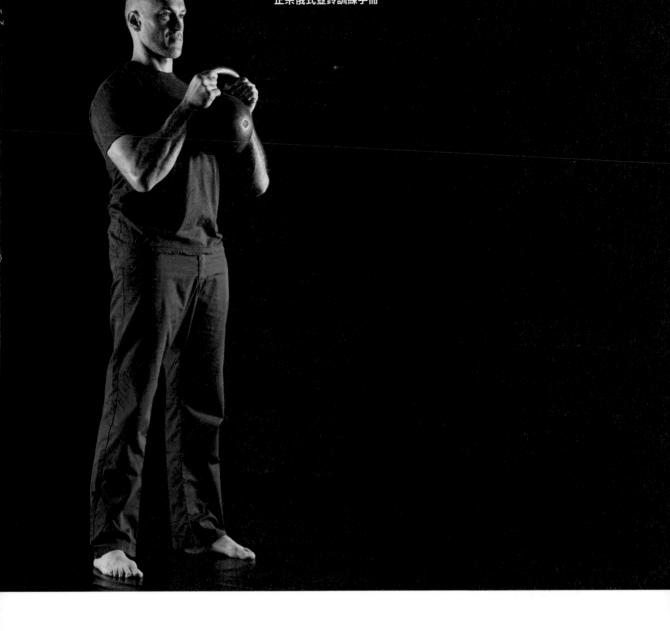

總共做 5 下，有需要的話就休息一下再繼續做。

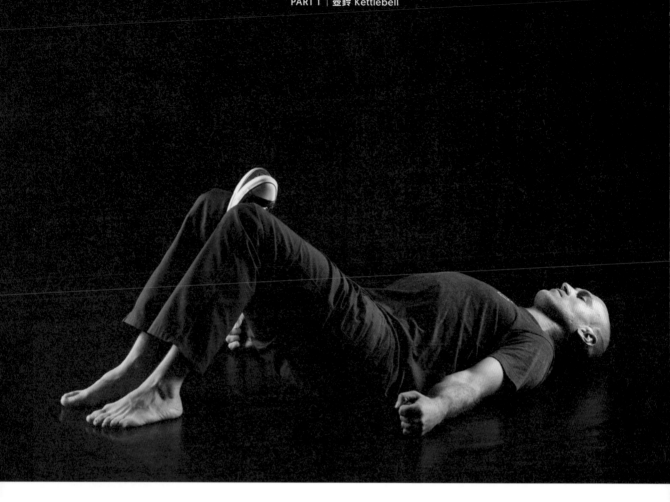

StrongFirst 橋式（StrongFirst Hip Bridge）

這個動作能讓你在不過度伸展背部的情況下，啟動臀肌並讓髖關節獲得完整的延展。

躺在地上，讓雙腳腳掌貼地，膝蓋彎曲呈 90 度，來到捲腹的起始姿勢。

把一雙有氣墊的鞋子（就是那種不適合穿來做重量訓練的鞋子）夾在雙腳膝蓋中間，你的腹部會被迫用力，並延展髖關節，同時不會過度挺腰。

雙腳腳趾用力抓緊，腳跟用力往地面踩，將骨盆盡可能往上抬高；在高點停留三秒，同時試著再往上抬高一些，接著再降回地面放鬆。短暫休息後再執行一

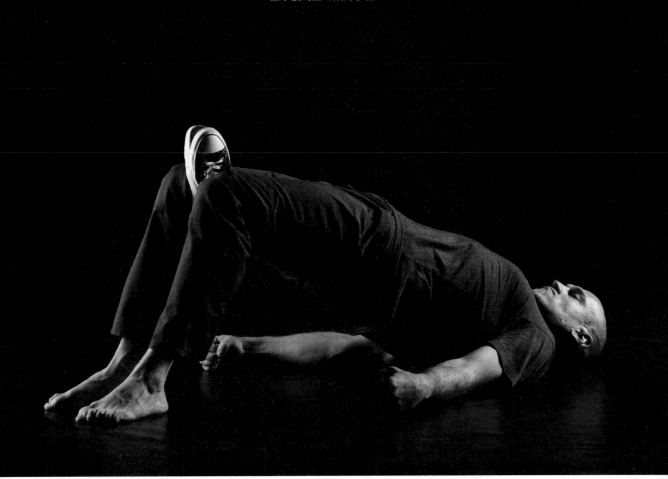

次，用這個方法重複 5 次。

我必須強調：這個動作不是肌耐力訓練動作。重點不是你在高點可以維持多久，而是讓臀肌取得最大收縮、並達到最大的動作幅度。將骨盆往上推，就像前幾頁照片中的泰拳選手，重點不在快，而是用力。我們的目標是將骨盆抬到夠高的位置，讓大腿與軀幹呈一條直線。

如果你有在練武術，麻煩幫我個忙，在你做完橋式後做幾次膝擊或踢腳，你會發現攻擊範圍與爆發力進步很多。

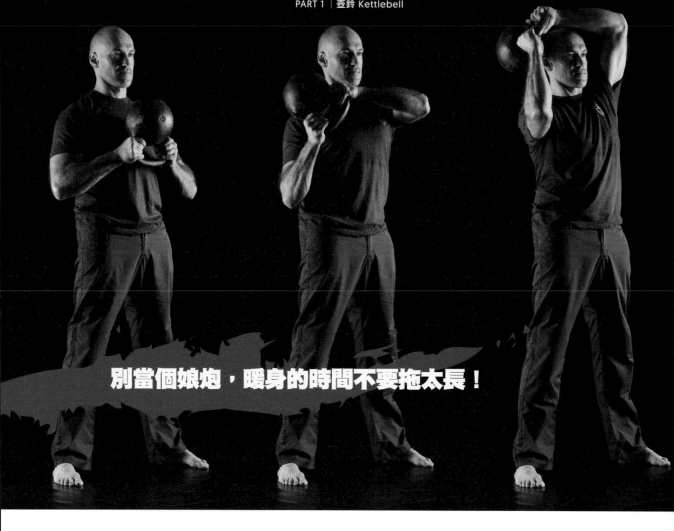

別當個娘炮，暖身的時間不要拖太長！

壺鈴繞肩（Halo）

史帝夫·麥斯威爾開發的這個動作非常簡單，卻是提升上肢活動度的絕佳動作。

將壺鈴倒過來抓著握把，或是抓著一個輕槓片。膝蓋鎖死，收緊臀部來保護背部以及繃緊腹部，想像有人要用拳頭揍你的肚子。SFG 教官帕維爾·馬希克（Pavel Macek）認為壺鈴繞肩的身體姿勢就像是「站姿棒式」。

盡可能將肩膀往下壓，緩緩將壺鈴或槓片繞著頭部轉動，並慢慢將幅度加大、動作速度放慢。

兩個方向差不多各轉 5 圈。

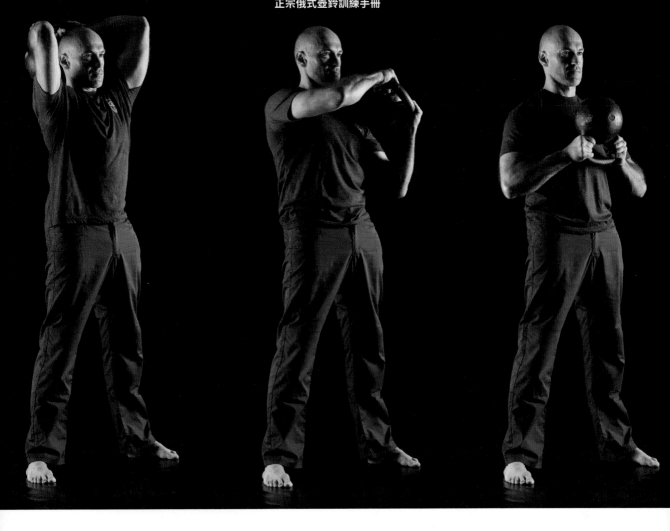

以循環組的方式執行

先以循環組的方式執行上述三個暖身動作，再開始你的壺鈴訓練。上述暖身動作可以讓一個健康但身體有點緊繃的人，可以很快跟上我們的訓練計畫。你的身體可能會有一些問題，會需要醫療專業人員、以及我們 SFG 認證壺鈴指導員的協助。

如果你有醫療方面的身體狀況，請依照醫師建議來執行暖身。如果你沒有問題，就不要娘炮了，趕快把暖身做完。

結束 S&S 訓練後，你可以馬上或隔一段時間之後（最好是在睡前）做以下這些伸展動作，來放鬆臀部周遭的肌肉，因為壺鈴擺盪和起立會大量使用這些肌肉。每個動作都做 1 至 3 組，以循環組的方式執行。

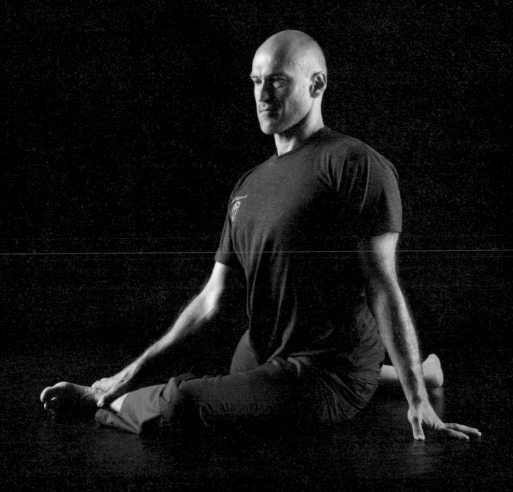

90／90 伸展

SFG 教官麥克・哈爾特博士（Dr. Michael Hartle）說：

「這種改良版的跨欄伸展（hurdler stretch），對臀部和下背部都非常有幫助，能夠伸展臀部肌群和髖關節扭轉肌群。先讓左邊臀部坐在地上，讓左腳以適合的彎曲角度放在身體前，右腳則以適當彎曲角度放在側邊。起始位置要讓左右兩邊的髖關節、膝關節、踝關節來到適當角度，讓左腳腳掌與右小腿平行，並讓左小腿與右大腿平行。

將你的右手放在左腳踝上，並讓左手臂往外旋，將左手放在左臀外側的地面。維持抬頭挺胸，並只能透過髖關節活動來移動身體（不要圓背），身體往前傾

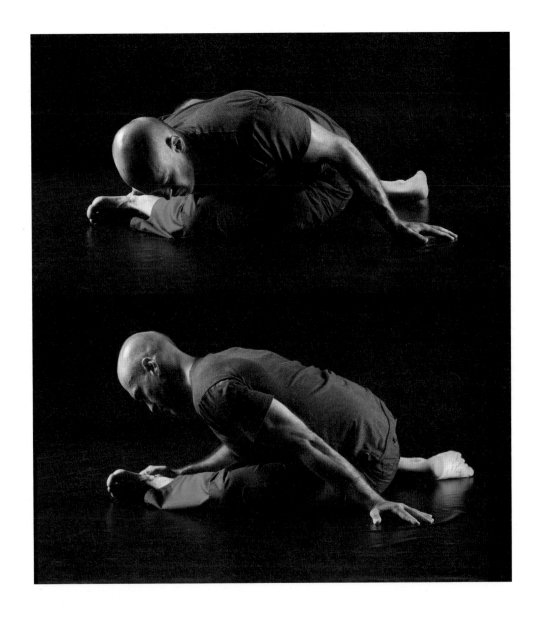

並將臀部往後推，讓胸骨的位置來到前腳的上方。維持這個伸展姿勢，全程維持放鬆與深呼吸，頭部與頸部要和軀幹呈一直線，做完以後換邊。

將上半身往斜前方轉向以接近前腳，再重複上述的伸展動作，會讓這個部位的伸展感覺更明顯。如果姿勢正確，你會感覺到與前腳同側的臀部外側正在伸展。」

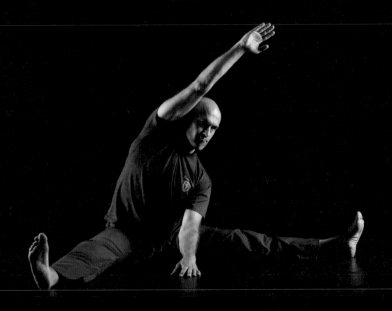

左手往前延伸，與左腳垂直，並將手指放在地面。

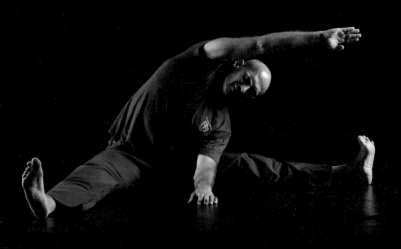

身體向左傾斜，右手延伸過頭。

腰方肌跨坐伸展（QL Straddle）

這個動作的伸展目標是側背部，要先從跨坐的位置開始。

將身體往左邊傾斜，這時候可以伸展右側的背部，記得將右手臂往頭部上方延伸，並盡量將身體挺直。

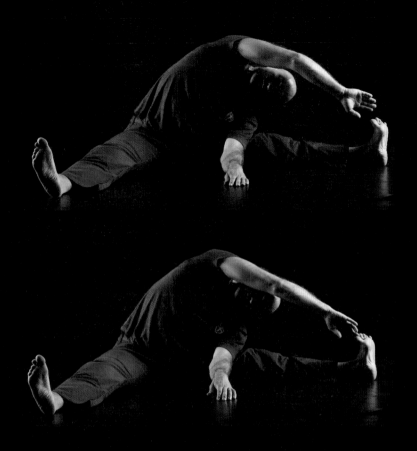

保持呼吸並放鬆身體，慢慢增加延伸幅度，最好是可以讓手抓到腳趾。
如果你的身體太緊繃，可以將繩子綁在固定的物體上，手抓著繩子伸展。

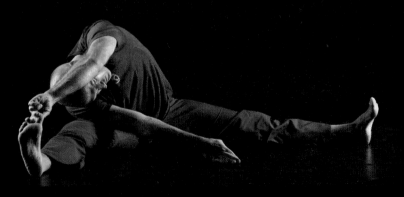

如果只伸展 1 分鐘，完全不會有效果。你在這兩個姿勢停留的
時間越久、以順暢呼吸的方式通過緊繃的部位越久，效果越好。

硬舉

最基本的肌力訓練技術

髖絞鍊是人類最有力量的動作，是最高級掠食者的最高級動作
——丹‧約翰。

不管你是 20 歲的阿兵哥還是老太太，將重物從地上撿起來，都是最基本的力量技巧。這個動作以前叫做「靜態舉起重量（dead weight lift）」，今天我們將它稱為「硬舉（deadlift）」。

如果使用槓鈴來做硬舉，這個動作就成了一個令人熱血沸騰的競技動作，也是絕佳的肌力訓練動作；如果用使用壺鈴來做硬舉，我們將能學會更強壯、更健康的動作模式，帶來的好處遠遠不只是將一袋雜貨搬起來而已。

有一個常見的迷思：硬舉只不過是「手上拿重量的深蹲而已」。之所以會有這個誤解，是因為一個立意良善但有問題的提示語，也就是「用腳把重量舉起來，不要用背」。其實正確的提示語應該是「用臀部把重量舉起來」。

深蹲時屈膝與屈髖的角度大致相同；
但髖絞鍊動作則多半是屈髖。

硬舉和深蹲不一樣。

硬舉屬於髖絞鍊動作，和上膊與抓舉屬於相同的動作類型，不管用壺鈴還是槓鈴都一樣。

硬舉和深蹲的差別在於：深蹲時屈膝與屈髖的角度大致相同；但髖絞鍊動作則多半是屈髖。

不過無論是髖絞鍊還是深蹲，脊椎都要維持在中立位置。

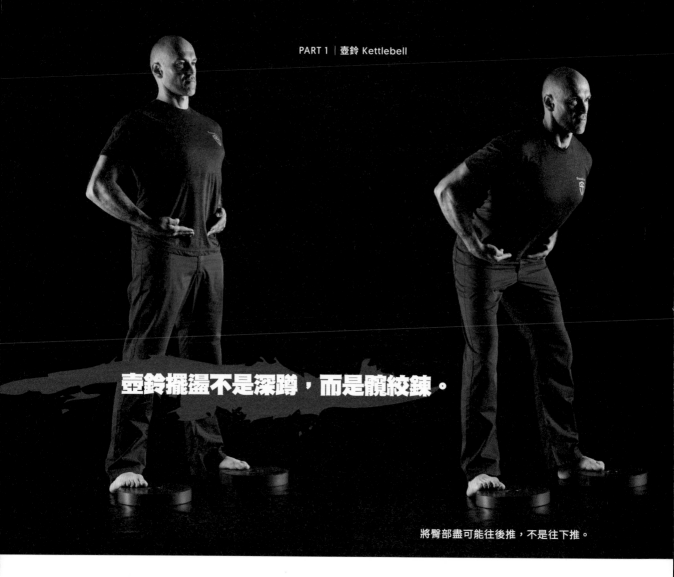

壺鈴擺盪不是深蹲，而是髖絞鍊。

將臀部盡可能往後推，不是往下推。

髖絞鍊（Hip Hinge）

你即將學到如何正確執行髖絞鍊動作。

雙腳站距略寬於肩膀，雙腳之間的距離必須能安全擺盪一顆大壺鈴。腳尖稍微往外轉，但不要超過 45 度。將腳趾和拇趾球墊高，可以用 25 磅的槓片、稍微厚一點的書、或其他高度相當的平坦物品。這個小技巧可以避免做髖絞鍊的時候屈膝，因為將腳趾墊高後，膝蓋就無法往前滑動。

挺胸，將雙手手掌外側抵住大腿與腹部交界的地方。將重心轉移到腳跟上，並將雙手用力往髖關節「絞鍊」的地方壓下去，把骨盆往後推，並用手感受髖關節肌肉的收縮。

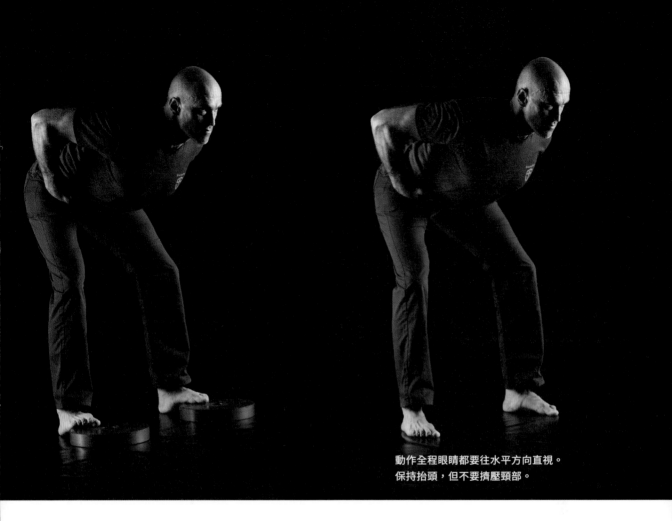

動作全程眼睛都要往水平方向直視。
保持抬頭，但不要擠壓頸部。

你的膝蓋與腳踝會呈現自然的彎曲角度，但腿後肌始終會維持伸展的感覺。
動作全程要把焦點擺在髖關節。

在硬舉和壺鈴擺盪的所有相關動作中，膝蓋的方向都取決於腳趾的方向，也就
是要讓膝蓋稍微往外展，避免內夾。

在不圓背的情況下，盡可能把臀部往後推。

用臀部收縮的力量站起來，感覺好像「擠爆胡桃」一樣。

請將髖絞鍊動作練到反射且順暢，之後再將腳踩的槓片或墊子拿掉，但還是要
假裝它們還在，迫使你的脛骨維持接近垂直地面的角度。膝蓋可以稍微往前推，
但不能超過腳掌中心的位置，這是讓腿後肌在鞠躬姿勢時維持張力的唯一辦法。

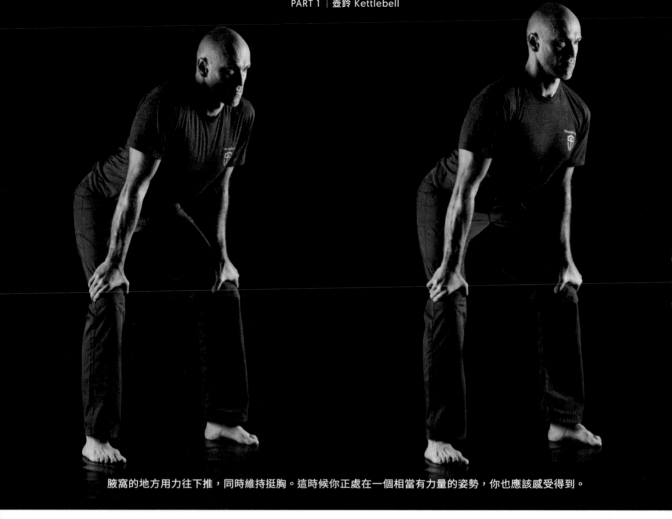

腋窩的地方用力往下推，同時維持挺胸。這時候你正處在一個相當有力量的姿勢，你也應該感受得到。

游擊手動作（Short-Stop Drill）

斯圖亞特・麥吉爾（Stuart McGill）教授的游擊手動作，會讓你學到專業硬舉技巧的其他重要元素。

來到髖絞鍊的站姿，並移動髖關節讓臀部往後推。雙手用力抓緊膝蓋上方的大腿肌肉，手肘伸直鎖死，然後將重心稍微往腳跟的方向移動。

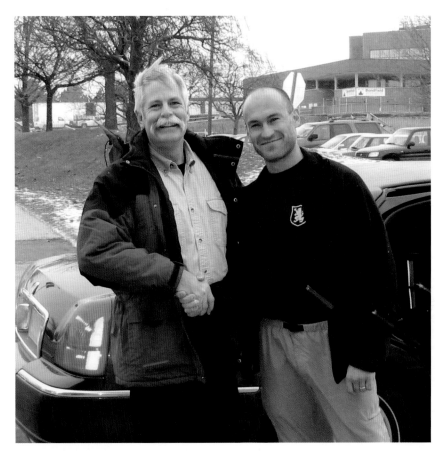

麥吉爾教授與本書作者。

世界首席脊椎生物力學專家麥吉爾教授說：

「好好享受用手臂將上半身的重量支撐在大腿上的動作。請用心觀察軀幹的曲線是否和你站直的時候一樣，如果是，就代表你的姿勢很正確；如果不是，請將軀幹曲線調整到自然的角度。」

現在請讓你的闊背肌出力來避免聳肩，這點很重要。我們 StrongFirst 將闊背肌稱為「超級肌肉」，如果正確使用闊背肌，將能保護脊椎與肩膀，並顯著提升上肢與下肢的力量。

你應該知道如何站起來吧？收縮臀部，將骨盆往前推。

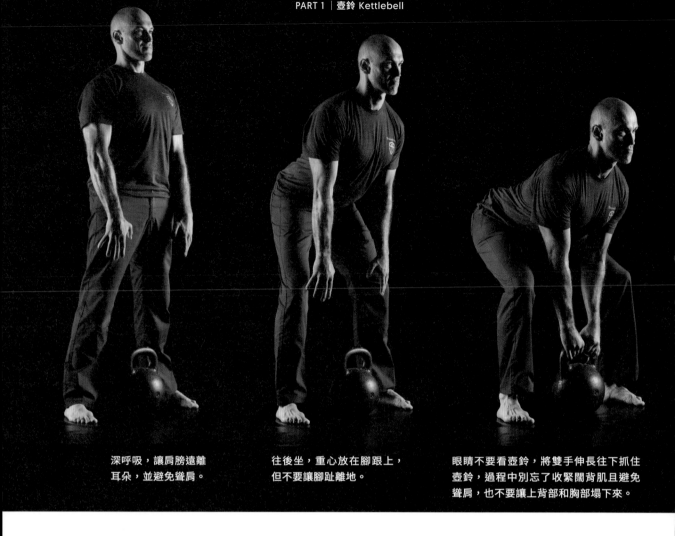

深呼吸，讓肩膀遠離耳朵，並避免聳肩。

往後坐，重心放在腳跟上，但不要讓腳趾離地。

眼睛不要看壺鈴，將雙手伸長往下抓住壺鈴，過程中別忘了收緊闊背肌且避免聳肩，也不要讓上背部和胸部塌下來。

硬舉（Deadlift）

將壺鈴放在雙腳腳跟中間的地上。

把壺鈴稍微往後放遠一點，更能讓你徵召闊背肌，對於壺鈴擺盪非常有用。

硬舉是全身爆發力的終極指標，就像跳躍一樣。

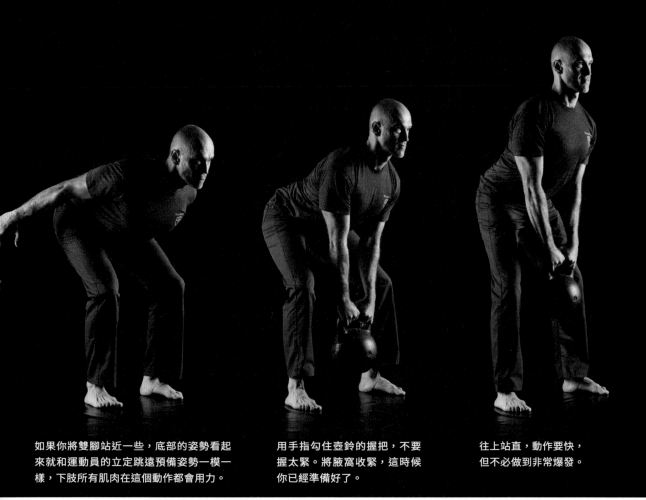

如果你將雙腳站近一些，底部的姿勢看起來就和運動員的立定跳遠預備姿勢一模一樣，下肢所有肌肉在這個動作都會用力。

用手指勾住壺鈴的握把，不要握太緊。將腋窩收緊，這時候你已經準備好了。

往上站直，動作要快，但不必做到非常爆發。

手抓到壺鈴的時候，請注意以下幾點：

- 下背部要呈水平或稍微挺腰（如果你就是會圓背，就把壺鈴放在箱子上或幾本書上來墊高，並記得加強活動度）。
- 保持挺胸，把頭抬高，並讓眼睛往前直視。
- 肩膀往下壓，遠離頭部（避免聳肩）。
- 重心會稍微偏向腳跟。
- 雙腳脛骨接近垂直地板，膝蓋不應往前推超過雙腳腳掌正中心（如果覺得很困難，可以和之前一樣把腳趾墊高）。
- 骨盆的位置比膝蓋高，但比肩膀低。
- 雙手打直。
- 膝蓋朝向腳尖的方向。

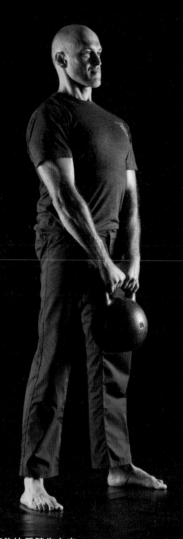

你的骨盆不能比肩膀先上來。

馬諦・蓋拉格（Marty Gallagher）曾說：「身體每一個部位都要同時到位」。也就是說，要讓全身的部位變成一個單位一起移動，就像跳躍的時候一樣。

核心收緊的意思是將腹肌繃緊，感覺就像有人準備要揍你一樣。不過，這個動作和縮小腹不一樣！

動作結束全身打直鎖死的時候，整個身體呈現一條直線：膝蓋鎖死、背部和頸部來到中立位置，不要往後仰。請想像背部靠牆站直。

將頸部以下的所有肌肉繃緊，想像在做棒式。腳趾抓緊地面、膝蓋往上提、臀部收緊、腹肌繃緊，感覺就像有人準備要揍你一樣。同時讓闊背肌用力鎖死，你的全身會充滿剛性。

同時請讓斜方肌放鬆、臉也不要特別用力。

在這個位置稍作停留，並開始用髖絞鍊的方式下降。全程維持良好的動作品質，不要管動作速度。

試著在不看壺鈴的情況下，將壺鈴放回雙腳之間的地板上。壺鈴很容易就會跑到你的身體前方，但你要用闊背肌將壺鈴「游」回雙腳中間的位置。

雖然在做硬舉的時候，通常會在每一下之間休息（畢竟硬舉原本的名稱叫做「靜態舉起重量」），但我們建議壺鈴一碰到地就馬上站起來，不用把壺鈴的重量完全放回地上。

壺鈴下降的時候用鼻子吸氣；壺鈴舉起來的時候用力（但不必盡全力）用嘴巴吐氣。

請做 5 組 10 下，最後一下都必須讓壺鈴回到雙腳中間。

做動作的時候不要照鏡子，但我強烈建議你幫自己錄影，以便檢視自己的動作。

壺鈴擺盪

能燃脂又能提升運動表現

要盡可能讓臀部用力，提高動作的速度和侵略性
──全世界最強的硬舉大師安迪・波爾頓（Andy Bolton）對壺鈴擺盪的解釋。

壺鈴擺盪可以說是運動界的俄羅斯軍刀，因為既能提升職業健力選手的肌力，也能提升菁英馬拉松選手的肌耐力，這個稱號實在當之無愧。

瑞夫（Rif）曾說：「壺鈴擺盪真的超棒，對所有人來說幾乎都是最棒的動作，不管是初學者、菁英運動員、年輕人、老人都一樣。就我所知，壺鈴擺盪對身體的負擔不大，又能有很棒的訓練效果，沒有其他動作可以匹敵。換句話說，壺鈴擺盪能鍛鍊身體，同時也能治癒身體」。

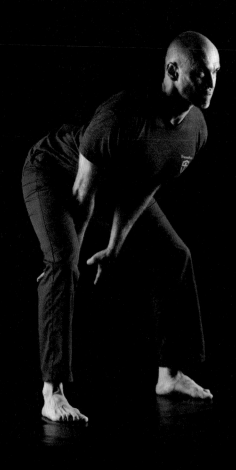

帶起壺鈴（Hike Pass）

壺鈴擺盪的動作頂部和棒式一樣，而動作底部就是丹・約翰所謂的「銀背」姿勢。

先讓身體來到硬舉的起始位置，但這次不用拿著壺鈴。將雙手用力伸直抵住身體，上臂抵住肋骨、小臂抵住大腿內側，並把頭抬高。手臂抵住大腿和軀幹的力量越大，你的擺盪就會越有力。你要用身體的力量引導壺鈴開始動作，而不是等待力量透過肩膀傳遞到壺鈴上。

現在將手指和胸骨都盡可能往反方向拉長，手指往後，胸骨往前。請記住這個延伸且用力的感覺，並留意雙手的位置，因為這就會是壺鈴的位置，而你將從這個位置開始，用力將壺鈴往前帶。

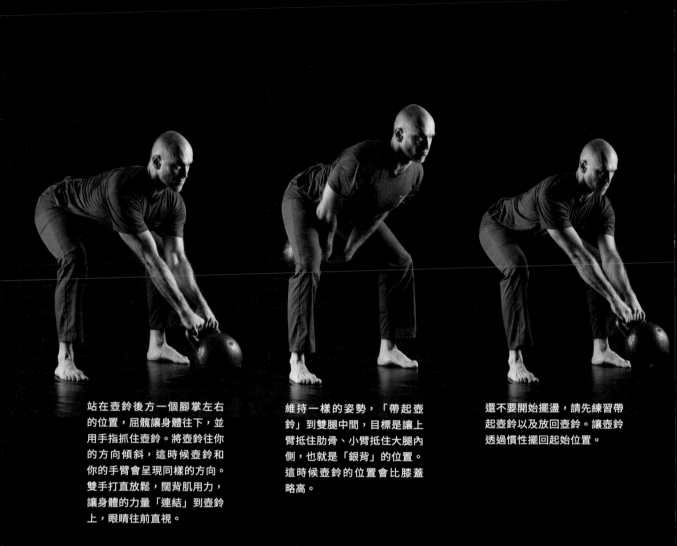

站在壺鈴後方一個腳掌左右的位置，屈髖讓身體往下，並用手指抓住壺鈴。將壺鈴往你的方向傾斜，這時候壺鈴和你的手臂會呈現同樣的方向。雙手打直放鬆，闊背肌用力，讓身體的力量「連結」到壺鈴上，眼睛往前直視。

維持一樣的姿勢，「帶起壺鈴」到雙腿中間，目標是讓上臂抵住肋骨、小臂抵住大腿內側，也就是「銀背」的位置。這時候壺鈴的位置會比膝蓋略高。

還不要開始擺盪，請先練習帶起壺鈴以及放回壺鈴。讓壺鈴透過慣性擺回起始位置。

再強調一次：你的雙手要用力將壺鈴往後甩，再讓壺鈴透過慣性往前擺回起始位置。

請練習幾組這個動作，每組 5 至 10 下。帶起壺鈴時要用力，想像你的腿後肌就像一把拉緊的弓。動作過程中感受腳掌重心的前後轉換，但不要讓重心完全離開腳跟。

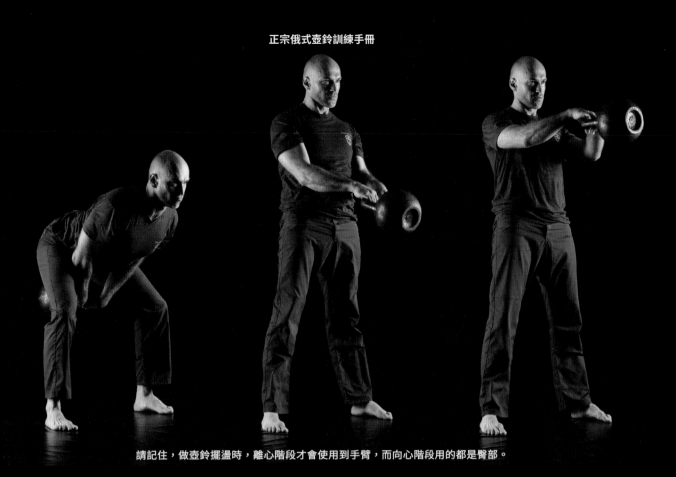

請記住，做壺鈴擺盪時，離心階段才會使用到手臂，而向心階段用的都是臀部。

做壺鈴擺盪時，離心階段才會使用到手臂，
而向心階段用的都是臀部。

雙手壺鈴擺盪（Two-Arm Swing）

學會帶起壺鈴後，就可以開始做壺鈴擺盪。將壺鈴帶起並用慣性甩回去幾下，抓到節奏以後，就可以在帶起壺鈴後以爆發的方式將身體站直。

動作全程都要讓眼睛直視前方，抬頭但不要擠壓頸部。

站起來的時候不要想著壺鈴，而是要以臀部的力量驅動，讓壺鈴順勢來到高點的位置。在擺盪的過程中，手臂和肩膀只扮演傳遞臀部力量的角色，不會主動用力提起壺鈴，所以手臂必須打直放鬆，就好像繩子一樣。如果你的動作正確，壺鈴的方向會與手臂呈一直線。

平衡感提升，爆發力也會提升。

如果你的動作正確，壺鈴會自然來到肚子和肩膀之間的高度。請不要試著把壺鈴甩得更高！因為壺鈴擺盪就像立定跳遠或直拳一樣，強調的是水平方向的爆發力。

另外，壺鈴擺盪到最高點時也不要讓背部後傾。重點是在高點要把臀部收緊，不要讓背部有動作，同時必須全程將腹部收緊。

如果動作過程中腳跟離地，請把壺鈴放掉來保護你的背！所有擺盪相關動作都一樣。你很快就會熟悉如何和壺鈴拔河，並在壺鈴移動的過程中感受到雙腳重心位置的改變。

壺鈴擺盪有一個附加好處，就是讓你更能面對突發狀況，以避免背部受傷。

除此之外，你還能夠提升敏捷度和爆發力。麥可・柯爾干博士（Dr. Michael Colgan）曾說：「平衡感提升，爆發力也會提升」；也就是要移動不平衡的身體時，會消耗更多能量。

做完 5 至 10 下以後，將壺鈴用之前練過的方法放在前方的地上。請記住，要把

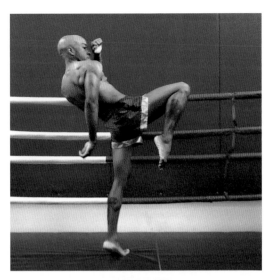

用力將臀部往前送！

壺鈴安全放到地上，這組動作才算完成。

請繼續練習壺鈴擺盪，這時候不需要先做點地的帶起和擺回了，直接開始擺盪就好。

爆發力拿出來。動作要快，但不要急。

動作要快，但不要急。

接著要注意的是呼吸。往上擺盪的時候，透過嘴巴用力吐氣；壺鈴往下的時候，透過鼻子吸氣。以後你會學到在壺鈴往下的過程連續兩次用力吸氣的技巧。

為了找到更好的呼吸節奏，你可以在每下擺盪到最高點時，把動作的次數大聲數出來。

完全掌握呼吸節奏以後，就可以不用把次數數出來，改成你用力時習慣發出的聲音就好。動作過程不必刻意保持安靜，因為壺鈴擺盪不屬於那種輕鬆安靜的動作。壺鈴擺盪應該是一個充滿精神的動作，就和空手道的出拳一樣！

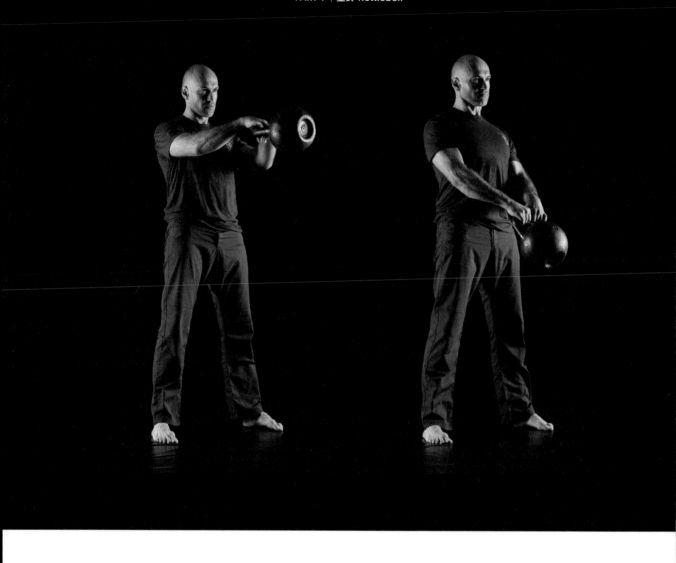

熟練上述的動作之後，可以再注意一個細節：壺鈴擺盪到最高點時，讓它短暫漂浮一下；等到壺鈴開始下降以後，再用闊背肌的力量將它引導到雙腿之間。在小臂幾乎碰到肚子以前，身體都要站直、臀部也要收緊。到了最後一刻，才屈髖閃開壺鈴。不可以害怕被壺鈴打到。

最後強調，正確的壺鈴擺盪每一下都要全力爆發，但不是刻意把節奏做很快。請享受最高點壺鈴短暫漂浮的時候，因為這是你唯一的休息機會。

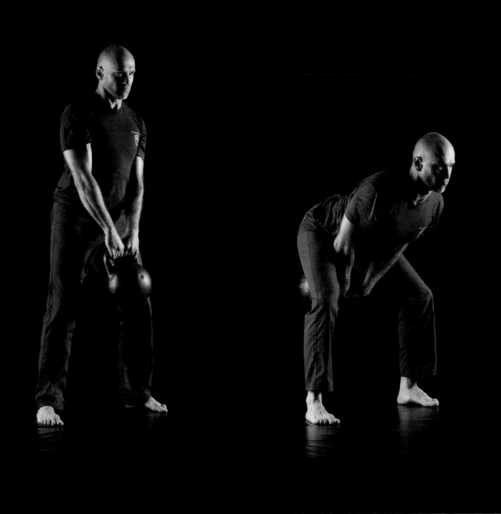

正確的壺鈴擺盪每一下都要全力爆發，
但不是刻意把節奏做很快。

我們都要追求全方位的肌力。

單手壺鈴擺盪（One-Arm Swing）

納西姆・尼可拉斯・塔雷伯的《反脆弱》（*Antifragile*）一書中，有一段話讓我印象深刻：

「使用現在昂貴健身設備訓練肌力的人，可以舉起很大的重量並練出很好看的肌肉，可是卻連石頭都舉不起來；而且如果在街頭鬥毆遇到訓練背景較爲混亂的街頭混混，他們完全不是對手。這些人肌力的發揮僅限於某些特定的領域，無法用在其他地方……」

如果你追求的是全方位的肌力，你還真的需要經過「較為混亂的訓練背景」。

執行單手壺鈴擺盪的時候，壺鈴不僅會把你往前拉，也會讓你的身體扭轉。如果真的要「反脆弱」，男生要能夠用單手擺盪 48 公斤的壺鈴，女生則是 32 公斤。

不對稱負重會大量使用身體的穩定肌群，同時也會徵召更多肌肉。我在麥吉爾教授的實驗室用 32 公斤的壺鈴做雙手擺盪的時候，我的臀肌自主等長收縮（MVC）來到最大值的 80%；但換成單手擺盪的時候，徵召率卻高達

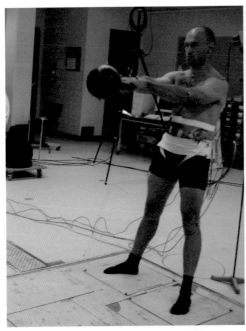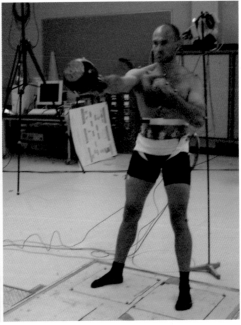

左圖的壺鈴擺盪產生的爆發力較強；右圖則徵召較多肌肉。

100%；闊背肌的收縮更是從 100% 暴增到 150% ！

你可能會覺得奇怪，肌肉收縮怎麼可能達到 150%？我們其實是以等長收縮來衡量。在肌肉動態收縮的過程中，確實有可能達到比 100% 更高的數值，最好的例子就是「增強式訓練」。

另外，單手壺鈴擺盪對握力有絕佳的訓練效果。

既然單手壺鈴擺盪那麼棒，為什麼還要做雙手的呢？因為測力板的實驗發現，雙手壺鈴擺盪可以產生更大的爆發力。此時身體不需花額外的力量來穩定身體，所以力量就能完全釋放。因此建議雙手和單手都要做。

布萊特·瓊斯（Brett Jones）是 StrongFirst 的教育總監，他曾經警告說：「很多人都很快就略過單手壺鈴擺盪，直接跳到單手擺盪加抓舉，其實這樣不對。」

雙手壺鈴擺盪可以做得很好的時候（要確定，千萬別急），就可以在訓練中加入單手壺鈴擺盪。

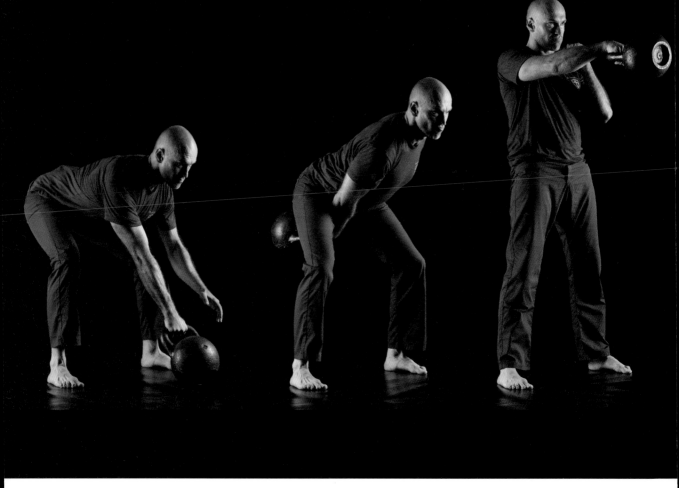

單手壺鈴擺盪的技巧

將壺鈴放在地上，讓壺鈴的握把與你的肩膀平行。將訓練手輕鬆抓住壺鈴握把的中間（用手指勾住握把），繃緊肩膀以徵召闊背肌。

盡量將肩膀往後收，因為真正的單手壺鈴擺盪屬於抗扭轉訓練動作，也就是重量會讓你的身體轉動，但你必須維持穩定且直立的位置。不過其實你不可能完全避免轉動，尤其是壺鈴重量很重的時候，所以我才說「盡量」。

現在可以開始擺盪。

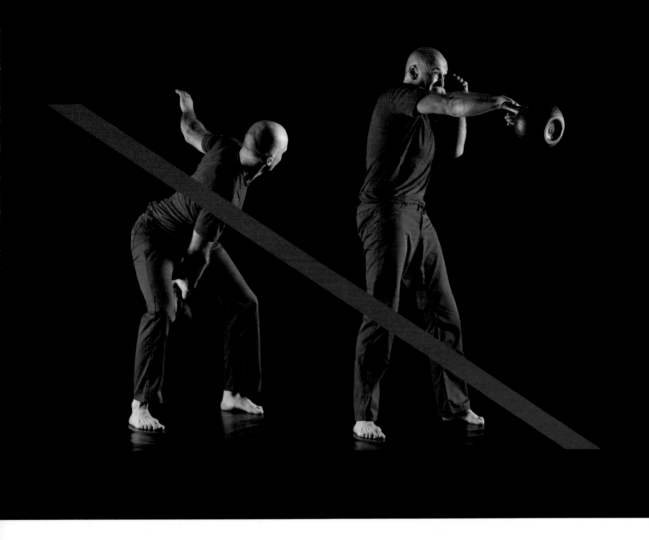

和雙手擺盪一樣先將壺鈴帶起，但不要瞄準身體正中間的位置。如果是左手單手擺盪，小臂應碰到左邊大腿內側；右手擺盪時右小臂則會碰到右邊大腿內側。

在動作最高點的時候，壺鈴會往前衝，你會感覺它在旋轉你的軀幹，並把你的肩膀拉走。這時候請用力抵抗，將肩膀往後收緊，將訓練邊的肩膀往回拉住，但要注意不可以聳肩。

至於另一隻手就讓它在壺鈴下降的過程中自由向後擺，但不要做得太超過，讓脊椎產生扭轉。壺鈴上升的過程讓另一手自然往上擺，動作終止時則讓手來到起始預備位置。

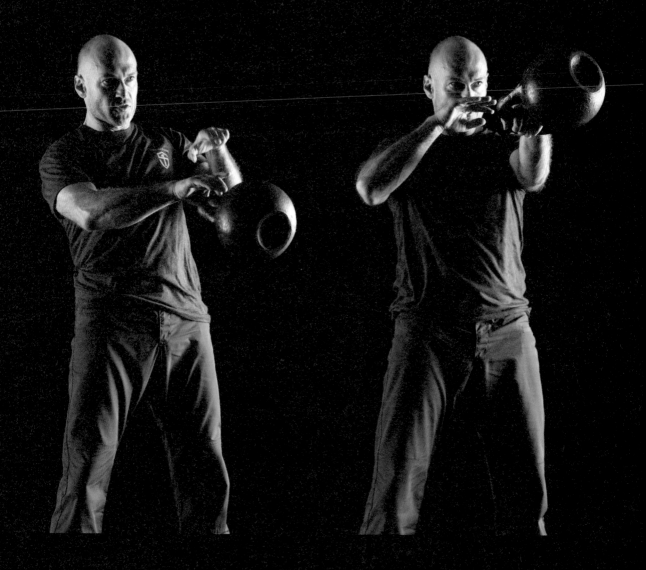

換手壺鈴擺盪 (H2H)

一班俄羅斯士兵已經挖了好幾小時的壕溝，後來一個年輕士兵終於受不了了，問班長什麼時候可以休息。長官回答他：「等空中都是土才可以休息。你丟得越遠，就能休息越久。」

你丟得越遠，就能休息越久。

這句話同時也是壺鈴擺盪的祕訣。

盡全力將臀部收緊，並把髖關節往前頂，讓壺鈴有短暫飄浮在空中的感覺。不要急，壺鈴飄浮的過程中還是要把臀部收緊。所有形式的壺鈴擺盪都要做到這點，而換手壺鈴擺盪更是如此，因為要在空中換手抓住壺鈴。布萊特·瓊斯把這個技巧稱為「前頂飄浮」。

前頂漂浮。

換手壺鈴擺盪的第二個重點是「克服弧線」。每一下擺盪到高點的時候，都會將壺鈴放掉再換手接，不過壺鈴當然不會好好配合。物體在特定軌道中加速的時候，離心力會將它拉離中心點。大衛在擊倒歌利亞的時候，就是利用這種力量。你必須將壺鈴往身體的方向拉回來，這就是羅伯·羅倫斯（Rob Lawrence）所謂的「克服弧線」。你要將肩膀往後收，而不是往上聳肩，就像啟動割草機的時候一樣；然後記得不要用肱二頭肌硬拉。

用另一手在空中將壺鈴接住，然後繼續動作。如果你無法克服弧線，而且必須讓身體前傾才能抓住壺鈴的話，就直接放棄動作，讓壺鈴落地就好。請好好保護你的背，來日方長。

換手壺鈴擺盪不屬於 S&S 計畫，因為對於握力的挑戰不如單手壺鈴擺盪。換手壺鈴擺盪的重點在於讓雙手和單手擺盪的感覺一樣，也就是要做好「前頂飄浮」和「克服弧線」。

克服弧線。

好好照顧你的手

比腕力是一種屬於藍領階級的運動，參賽者絕對不可能會為自己的皮膚保濕、去角質、或做那些都會型男做的狗屁。馬諦（Marty）是我們俱樂部最強的中量級選手，都會在準備出招的時候利用這點來欺敵。每次他抓住對手的手，但裁判還沒說開始的時候，馬提就會張大眼睛大聲跟對手說：「你的皮膚真的好滑順好好摸！」然後他的對手就會在裁判喊開始的時候大笑。對手都還沒笑完，馬提早就把對手的手壓在桌上。

這種心理遊戲對壺鈴男性完全沒用。最陽剛的壺鈴男性不管再怎麼不情願，都會好好保護手上的皮膚，因為繭破掉流血不但不會讓自己變強，還會浪費寶貴的訓練時間。以下是避免手流血的辦法：

選擇品質良好、握把滑順的壺鈴。

慢慢提升你的訓練量。

不要濫用止滑粉。用一點點就好了，太多的話皮膚會乾裂。

做擺盪的時候不要太用力抓壺鈴。只要用手指勾住握把就好，不要讓壺鈴擠壓到手指根部的繭。隨著你的技巧越來越成熟，你就會在擺盪的過程中，找到可以讓握力休息的時機。

睡前記得讓雙手保濕，最好是用男性該用的乳液。

不要讓繭變厚。建議晚上用熱水浸泡，並用浮石把繭磨掉。不過也不要把繭磨得太薄，只要把凸起來容易脫落的部分磨掉就好，然後一定要記得保濕。

如果擺盪的過程中發現繭或水泡要破掉了，就先休息，改天再做擺盪。

水泡保養步驟——

由 SFG 的克里斯坦・海恩斯（Kristann Heinz）醫師提出：

🏋 發現水泡的時候，請立刻停止動作，千萬不要讓水泡破掉，因為水泡外圍的皮膚可以避免發炎。

🏋 用肥皂輕輕清洗長水泡的地方，如果沒有洗手檯的話就用優碘來清洗。如果水泡已經破掉，就清洗破掉的區域。如果水泡是因為壺鈴訓練造成的，就必須將壺鈴握把上任何可能沾到水泡的地方都清理一遍。

🏋 接著可以用新孢黴素（Neosporin）或桿菌肽（Bacitracin）等抗生素來清洗長水泡的部位。

🏋 用貼布來保護長水泡的部位。你可以在藥局購買水泡貼，把它剪一圈下來，面積大概比長水泡的部位大一些，並將水泡貼覆蓋長水泡的部位。

🏋 用紗布包覆長水泡的區域，並用膠帶貼起來，這樣能減少患部的摩擦。記得每天更換紗布。

🏋 只要照顧得當，水泡應該在 3 至 5 天後就能痊癒。

🏋 記得監控恢復的過程。如果你發現長水泡的部位越來越紅腫熱痛，或是有化膿的狀況，就很有可能是感染，這時候就要檢查是否發燒，並請醫師檢查長水泡的部位，因為這時候可能需要抗生素來抑制皮膚感染或蜂窩性組織炎。

如果你手上的繭破掉，請依照上述步驟來保養。

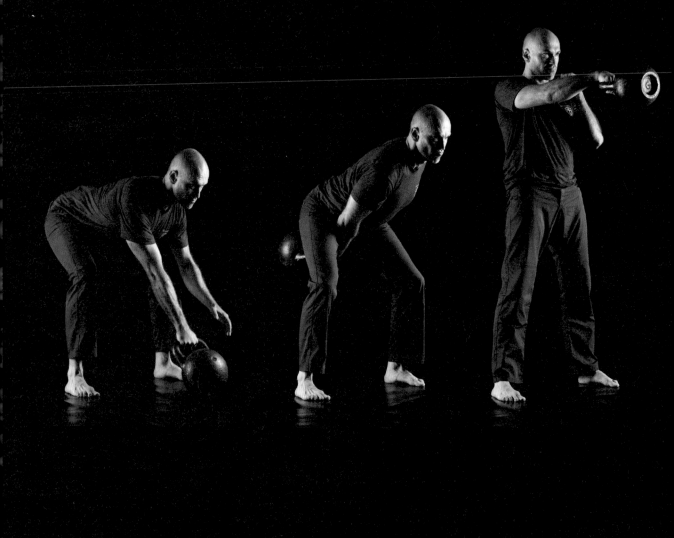

不要讓我看到你戴重訓手套！只有娘炮才會戴！不過薄棉露手指的園藝手套倒是可以接受。

「壺鈴擺盪之后」崔西・來福凱德（Tracy Reifkind）建議可以把襪套當手套來使用。你需要一雙厚度中等的中筒襪，建議使用全新的襪子，因為穿過的襪子彈性不足，無法固定襪套。將襪子的頂部切掉，大約保留 5 公分（如果你的手很大，就留 8 公分）。將襪套對準手掌會長繭的地方，這時候就可以開始執行壺鈴擺盪了。你可以在做擺盪的全程都戴襪套，或偶爾在訓練量很大的時候使用。不過在做起立的時候就不需要戴襪套。

壺鈴擺盪標準

任務｜單手壺鈴擺盪

條件｜將壺鈴往後甩到雙腿中間，再往前甩到胸部高度。

標準｜
1. 背部維持中立，在動作底部讓脖子稍微延伸或維持中立。
2. 腳跟、腳趾、以及拇趾球都穩穩踩住地板，膝蓋對準腳尖方向。
3. 訓練邊的肩膀要收緊。
4. 壺鈴往下擺盪經過雙腿時，握把要高於膝蓋。
5. 訓練手在動作底部要打直。
6. 往上擺盪時，膝蓋不要往前移動。
7. 擺盪到高點時，身體會呈一直線，此時髖關節和膝關節完全延伸，並維持脊椎中立。
8. 擺盪到高點時，壺鈴和前臂會呈一直線，而整隻手臂幾乎完全打直。
9. 壺鈴往下的時候吸氣，往上的時候則用力吐氣。
10. 擺盪到高點時，會看到腹肌和臀肌明顯收縮。
11. 壺鈴在最高點會飄浮 1 秒左右。

起立

你的大力士導師

起立就是負重版的瑜珈──格雷·庫克（Gray Cook）。

傳說中古代的大力士都叫他們的學徒練習起立，等能夠做到 100 磅時再說。

追求這個目標將需要數月的練習，而這段時間所獲得的技巧和肌力，將遠超過任何教練在同一段時間所能帶給你的一切，而且練習的過程中也不會有任何一句廢話。

想和師父一樣成為大力士的學徒，會一直重複這個看起來很像小孩學走路的動作，不斷翻滾、把身體撐起來、單膝跪地、然後成功站起來。一開始難免會搖搖晃晃，但每次的練習都會讓他們更有信心。

我是從史帝夫·麥斯威爾（Steve Maxwell）那邊認識到起立這個動作。起立至少有 200 年的歷史，而現在很多專家都認為起立是絕佳的功能性動作。

海豹部隊與 NFL 的物理治療師格雷·庫克，這樣說道：「土耳其起立是訓練基本動作型態的絕佳動作，包括翻滾、單膝跪地、站立、以及身體的延伸。如果只能選一個動作，我會選土耳其起立。」

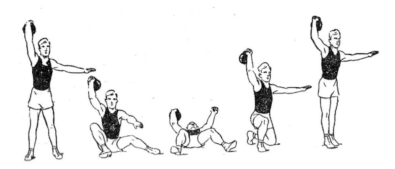

安納托利・卡拉姆皮耶夫（Anatoly Kharlampiev）在 1959 年曾出版一本桑博的教科書，裡面有針對起立這個動作的圖解。桑博是蘇聯一種近距離搏擊的運動。

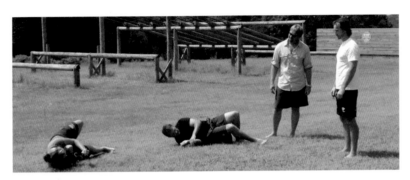

格雷・庫克在教起立。

我們的學徒終於做到 70 至 100 磅的時候，真正的學習才正要開始。庫克曾說：「一定要使用大重量」。讓你學會使用身體的最好辦法，就是把一顆大球或很重的金屬高舉過頭，這時候你會自動把手和腳擺在最佳的位置。

「一定要使用大重量」。

學徒也會體會到丹・約翰所說的「全身各部位都是一體的」。

「全身各部位都是一體的」。

很多運動員都不知道這個相當重要的概念，所以他們都沒贏過比賽，而起立就能讓你真正體會全身都是一體的感覺。你的腹肌會瘋狂用力，而研究顯示，只要使用 50 磅的重量，軀幹的所有肌肉最大徵召都會超過 100%。如果你練到可以用大重量來做起立，你的軀幹就會達到羅恩・斯旺森（Ron Swanson）

「肩膀穩定肌群提供力學上的優勢，讓你更加強壯」。

偉大金字塔（Pyramid of Greatness）的標準：「粗壯且無堅不摧（thick and unpenetratable）」。

你的闊背肌（所謂的超級肌肉）也會學到如何和其他肌肉互動；你的肩膀穩定肌群也將強得不可思議。

格雷・庫克說：「肩膀穩定肌群提供力學上的優勢，讓你更加強壯。而這正是起立會讓你變強壯的真正原因」。

很多人在認真訓練起立以後，臥推的重量都大幅進步，這點常令他們感到匪夷所思。雖然S&S訓練計劃並沒有水平推的動作，但一樣會讓你的臥推力量進步，其中一部份的原因是肩帶（shoulder girdle）周遭的肌肉生長。科學證據和經驗法則都指出，長時間等長收縮會讓肌肉生長。

接下來由 SFG 教官凱倫・史密斯（Karen Smith）一步一步帶領你練習起立。

重量來到手肘

你的目標是做一個右手起立。先平躺在地上，左手放在地上，腳掌往外轉 45 度角，左腳和左手平行。

將右手往天花板的方向伸直，並將一雙鞋子（最好是臭一點的，這樣你會更不想讓它掉下來）放在右手的拳頭上。這個奇怪的方法會讓你練習在沒有太大負重的情況下做動作，讓你學會將壺鈴引導至正確的方向、並讓你掌握重力和肌肉發出的力量，而這也是麥吉爾教授所謂的「掌握你的力量」。如果鞋子掉下來，很可能代表你在變換姿勢時動作太大（這個錯誤不能再犯！），或是你沒有掌握好重力，讓這個虛擬的壺鈴距離身體重心位置太遠。

將右邊膝蓋彎曲，並讓右腳踩在遠離左大腿的地板上，腳尖朝向右邊 45 度角，不要讓腳跟太接近臀部。

動作全程要維持右手腕穩定，不要為了讓鞋子支撐更穩而延伸手臂；手肘也要全程打直。

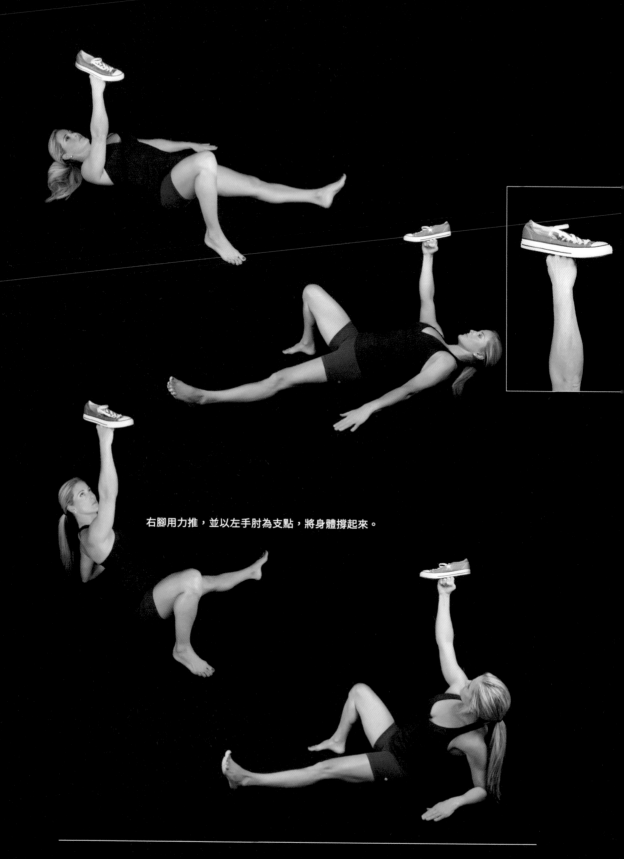

右腳用力推，並以左手肘為支點，將身體撐起來。

這個動作不是捲腹，也不是仰臥起坐。

而是將你維持「棒式」的身體往左移動，直到你身上大部分的重量（包括你自己的體重與手上使用的重量）幾乎都由左手肘和左前臂支撐。

眼睛看向左邊 45 度角，並用右腳用力踩地，腳用力的方向大約朝向左邊 45 度，而不是直直往上。以下幾個身體部位也要面對同一個方向：

🔔 眼睛（頭的方向由視線方向帶動）。

🔔 右膝（指向左側，同時腳掌維持穩穩貼地）。

🔔 太陽穴。

🔔 右拳（瓊斯說要「把壺鈴擠進身體中線」）。

🔔 左腳（此時臀部已轉向左側）。

如果你是格鬥選手，以上這些部位的位置，應該會讓你想到右直拳的出拳動作。

SFG 教官法比歐・左寧（Fabio Zonin）強調第一個往左 45 度角的應該是視線，接下來才是頭部、再來才是身體。

SFG 教官帕維爾・馬希克說，即使你的眼睛看著壺鈴即將前進的方向，還是必須用右眼的眼角餘光來注意壺鈴。

前 SFG 資深指導員馬克・圖梅（Mark Toomey）說：「地板腳用力推地時，想像你要把胸口往對側推過去。用胸來引導動作，不要用頭，這樣可以避免頸部前彎，也讓肩膀有更多的空間」。

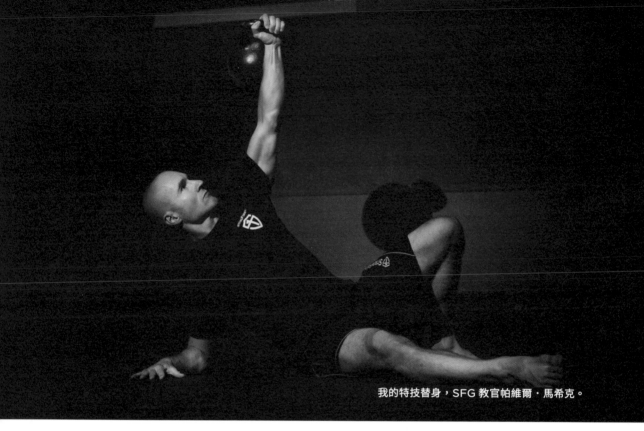

我的特技替身，SFG 教官帕維爾·馬希克。

當然，以上這些動作都會對左手臂造成很大的負擔。如果過程中不小心讓肋骨塌掉，左肩就會聳肩，你會感到很疼痛。因此，左手肘和前臂在支撐重量時，你必須刻意把它們用力往下抵住地板，用力把胸口往前推，並將肩膀遠離耳朵。

現在你已經來到非常穩定的坐姿，終於可以「打開」你的右膝蓋，也就是和做深蹲時一樣將膝蓋往外推開。以上這些動作指示可能讀起來很亂很複雜，但只要你實際開始練習，就會覺得越來越有道理。

記得要一直讓全身維持張力（就像在做棒式），畢竟堅硬的物體比軟爛的麵條更容易移動。每組練習 5 下，目標是練到睡覺都能做。往上和往下的過程都要精準控制動作，並記得做動作時不要憋氣，因為這是一個較為靜態的動作。

如果你能使用大重量壺鈴來做動作，站起來這個階段會是相當有效的腹部訓練。

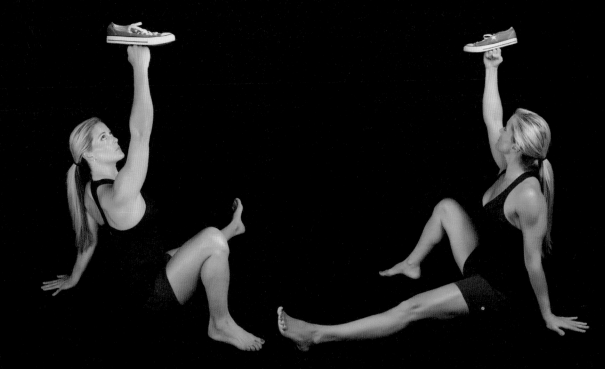

將左手往逆時針方向扭轉約 90 度，並將肩膀外旋，以避免擠壓手肘，同時也讓肩膀更能支撐重量。

重量來到手掌

有些人可能需要將手往後滑，你要實際操作過才能找到適合你身體結構的手掌位置。你也可以在心裡想：「如果我要把一顆 100 磅的壺鈴支撐在頭頂上方，我的手會怎麼擺？」

手肘伸直，將重量放在手掌上；胸口往前推，並將肩膀往下壓。盡可能將肘窩往前轉，但盡量不要扭轉手掌。

腳出力時把右膝（此時應該指向外側）往外推，這樣會讓你有空間坐起來。此時請將脊椎拉長，以抬頭挺胸的方式坐直。

稍微轉幾次頭。執行起立的過程中轉轉頭，可以讓你確保頸部放鬆、肩膀下壓。慢慢反向執行動作，小心地將手肘放回地面。

請記住，動作全程都要看著壺鈴。

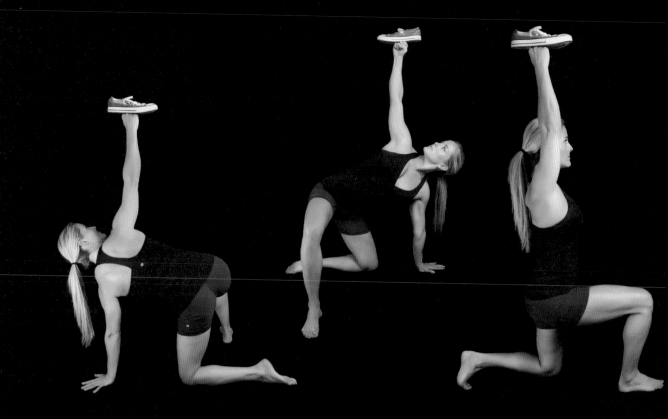

重量來到弓箭步

要進階到下一個位置（弓箭步的底部）有很多方法，而我們要分享的是「低位橫掃」的方法。

左膝彎曲，並將腳跟往內收，好像要盤腿坐一樣。左手掌用力往下推，將骨盆往上抬，讓左腳往右掃，直到膝蓋、右腳跟、與左手三點共線。你最後會來到風車的姿勢，右邊的臀部會轉向側邊，同時脊椎會扭轉，但不會往任何方向彎曲。

同時將身體繃緊打直並把髖關節打正，最好是能將右臀收緊。

你現在已經來到弓箭步的底部位置，只是左膝仍然朝向左邊。將髖關節打正，讓左膝指向前方，同時彎曲左腳，並將腳趾與拇趾球放在地板，準備做弓箭步。這時候請將視線朝向前方，在逆向執行動作到這個位置之前，都不要往上看。你將不會再看著壺鈴。

和其他步驟一樣，請將這個動作練到本能，再進到下一步。

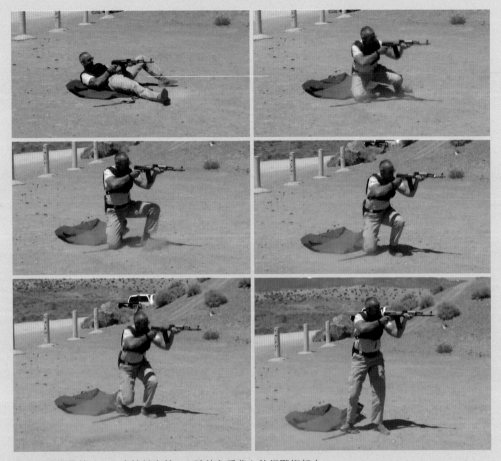

馬克・圖梅帶著 AKM 步槍並穿著 80 磅的負重背心執行戰術起立。

戰術起立（The Tactical Get-Up）

攜帶槍械的專業人士，必須能夠在維持身體直立、幾乎不用手撐地的情況下，很快來到跪姿。對這些人而言，將身體往上捲起比低位橫掃更適合來到單跪姿。

左腳來到低位橫掃的位置時，左手掌用力推地，同時將臀部收緊，並用壺鈴擺盪的方式將髖關節往前送。記得不要用肩膀來帶動動作。

先在不使用重量、手也不舉起來的情況下練習把身體捲起。你最後會進步到連地板手的力量都不用，就能把身體捲上來。

這個方法雖然不像低位橫掃，會讓肩膀獲得許多平面方向的刺激，但需要較佳的上背部活動度，才能讓舉起來的手保持垂直。

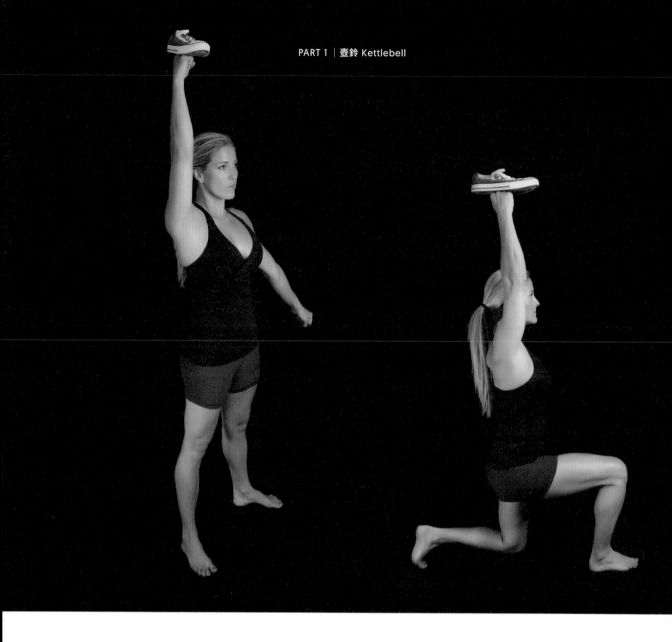

站起來

不要讓右腳太接近臀部,因為這樣會讓你在站起來的過程中,把膝蓋往前推太多。要練習幾次才能找到腳的最佳位置,並確保在過程中不要讓腳跟抬起來,以保護膝蓋。

將右手臂往後收,與耳朵貼齊。用力收緊右邊的臀部,然後站起來。

站起來的時候請想像將雙腳膝蓋夾起來,這樣會增加你的控制力。攜帶槍械的

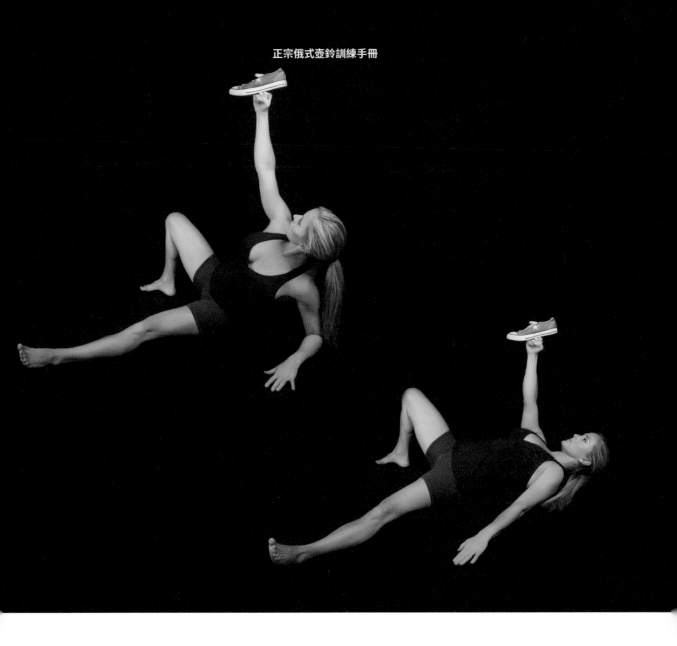

專業人士建議練習這個技巧，從蹲低射擊姿勢站起來時可以使用。

你要多練習幾次，才能找到舒服的弓箭步前後左右步距。

躺回去

接下來你要從站姿逆向執行動作，躺回地上。

實用建議：

🔔 左腳往後踩，並將重心維持在右腳。將左腳像滑雪一樣直線往後踩，不要讓左腳跑到右腳的正後方。

🔔 左膝輕輕放回地上，多練習就可以找到最舒服的位置。

🔔 讓左膝朝向左邊，位置和低位橫掃的最終位置一樣。

🔔 左手掌放在地上，與左膝呈一直線。左手掌不要距離軀幹太遠，因為這樣很容易傷到左肩，也容易使背部過度伸展。重點不是用手接觸到地面，而是將髖關節向右轉。

🔔 左手掌放到地面時，收緊腋下以繃緊闊背肌。

🔔 不要用力碰撞地板，否則壺鈴可能會掉到你身上。

🔔 如果太過疲勞，或正在使用全新的重量，可以略過躺回去這個步驟。用雙手將壺鈴下放到胸口的位置，再以雙手抓住握把，將壺鈴擺盪回雙腿中間，並在擺盪後將壺鈴放在身體前方的地板上。就算你覺得不需要，我還是強烈建議你使用雙手。

不管你在任何位置，只要感覺不對勁，就停下來調整。

在起立的過程中，為了確保每一步的步驟正確，你可以問自己這個問題：
「如果我現在拿的是 100 磅的壺鈴，我還願意或能夠站起來嗎？」

布萊特・瓊斯強調：「起立是一個速度很慢的動作，絕對不允許姿勢錯誤」。不管手上有沒有拿壺鈴，都要慢慢來、仔細調整；當然拿著壺鈴時要特別小心。

請先用手頂著鞋子練習起立，分步驟練習和整體練習都要，直到全部練熟之後，就可以開始使用壺鈴。

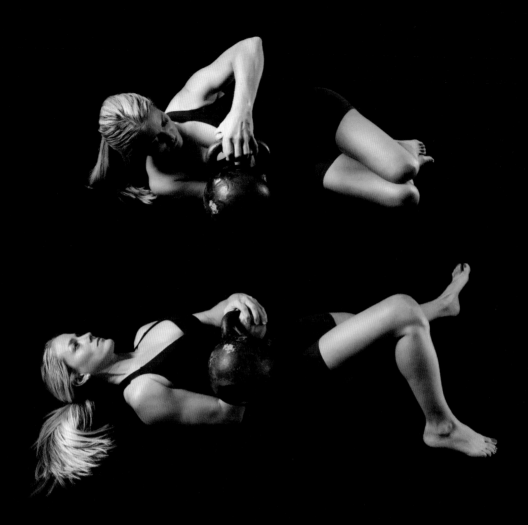

撿起、放下、換邊

身體右側躺在地上，將壺鈴放在肋骨前方的地板上。雙手相對抓住壺鈴的握把，右手滿握握把，左手則用拇指以外的四隻手指輔助右手。

將壺鈴緊緊貼著肋骨下緣，把身體轉到仰躺的位置，並用單手或雙手將壺鈴往上推。

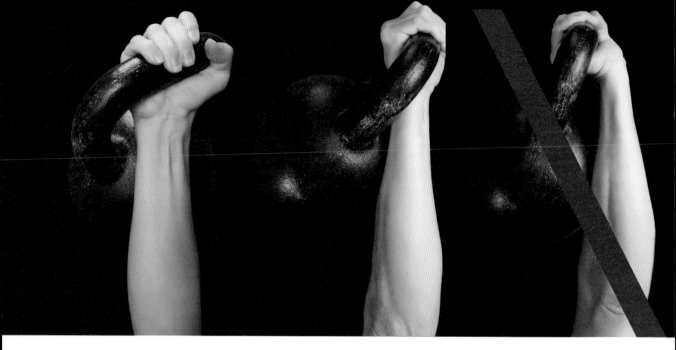

手握握把時要稍微用點力，讓握把貼合手掌長繭的地方，並讓大拇指環繞握把來滿握。手腕打直，和出拳的時候一樣。如果你讓手腕往後彎，就等於大聲宣誓你從來沒在街頭跟人家打架過，你這個死娘炮。

如果要把壺鈴放下，就逆向執行整個過程。

換邊時可以躺著做半個壺鈴繞肩，或是坐起來後再轉身，切記不要讓壺鈴通過你的胸口或臉上。

除非我說不要，起立的全程請盯著壺鈴。

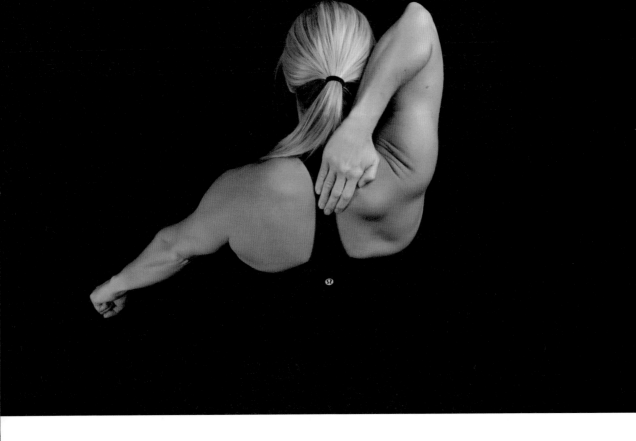

肩膀收好

起立這個動作不僅是將重量舉過頭然後站起來,動作全程也必須讓肩膀維持在最佳的力學角度。

肩膀最強壯、最強韌的時候,就是收好(往下收進肩窩)的時候。要練習將肩膀收好,請將右手高舉過頭,並將手肘彎曲讓手掌來到背部中間。用左手壓住右手肘,同時試著將右手用力往上伸直。這時候你的肩膀就會縮進身體裡面,就像烏龜的頭一樣。

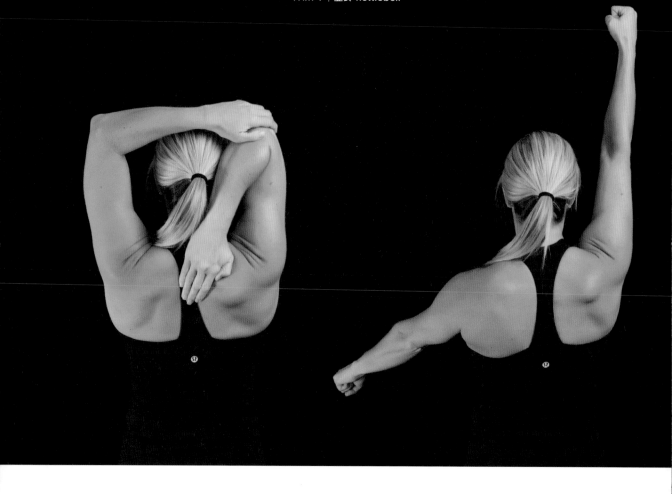

起立的全程都要把手肘打直，但這樣做的目的不是保護手肘，而是肩膀，因為手肘彎曲會讓肩膀很難收好。伸直的手肘可以將能量透過前臂傳到壺鈴，也可以向下傳到肩膀。請想像手臂往壺鈴的方向「伸長」，同時想像用力把肩膀往肩窩壓進去。

手肘打直需要用點力，請別懶惰。

用手將壺鈴舉高的時候，左邊肩膀也要收好。這裡所謂的收好，指的是將肩膀往下壓，遠離耳朵。如果不確定怎麼做，請回頭複習硬舉那一部分的「避免聳肩」和「游擊手動作」。

學會把肩膀收好，並加強收好肩膀的肌力，會讓你的肩膀無堅不摧。

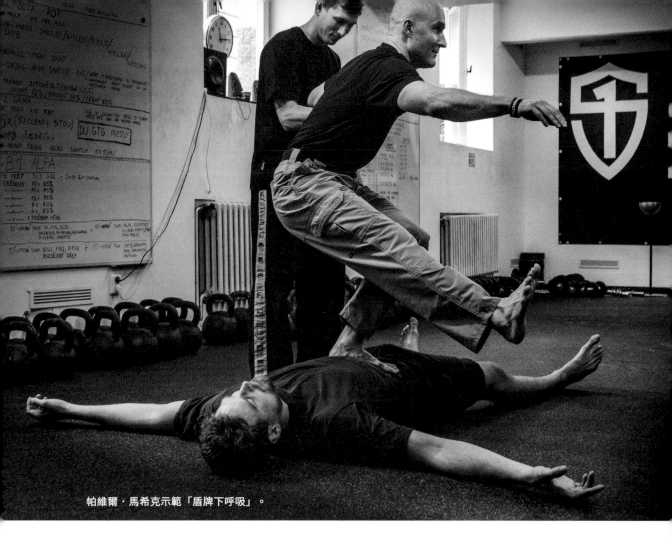

帕維爾・馬希克示範「盾牌下呼吸」。

盾牌下呼吸

起立動作的全程，請維持所謂的「盾牌下呼吸」，這是一些空手道流派提倡的呼吸法。請想像自己仰躺在地，有一個很大隻的人要坐甚至站在你的肚子上，這時候你就必須用力收緊腹肌才不會被壓扁，然後在你建構起來的「盾牌」下呼吸。這種呼吸法會比較淺，因為太深的呼吸會讓盾牌垮掉。「盾牌下呼吸」可以增加軀幹穩定性，訣竅就是在閉氣的同時讓氧氣繼續流動。

格雷・庫克曾說：「好的動作型態當然是我的目標，但我們要的不只這樣。你必須掌握身體排列，並舉起真正的重量。」

「你必須掌握身體排列，並舉起真正的重量。」

起立注意事項

任務 | 起立

動作說明 |
仰躺在地，用雙手把壺鈴抓起來，並用單手或雙手把壺鈴往上推。緩緩站起來，用低位橫掃的方法移動身體，同時讓握壺鈴的手打直，幾乎與地面垂直；並用另一隻手推地板來輔助。站起來以後，再慢慢逆向執行動作，回到仰躺的位置。

注意事項 |
1. 用雙手將壺鈴抓離地面，來到地板臥推的起始位置；並在動作執行完畢後將壺鈴放回地面。
2. 握壺鈴那隻手的手腕要維持中立。
3. 握壺鈴那隻手的手肘要打直、肩膀要收好。
4. 非壺鈴側不能聳肩。
5. 在做低位橫掃、弓箭步到起立、以及逆向執行動作的全程，壺鈴側的腳跟都要踩地。
6. 往下來到單跪姿的位置時，膝蓋要輕輕碰地。
7. 握壺鈴那隻手的手臂要與地面垂直，或幾乎垂直。
8. 從弓箭步開始，往上的過程中要維持頸部中立。
9. 站起來以後，要將膝蓋鎖死，並避免背部過度伸展。

這個動作應該做得很順，不能有任何激烈的甩動。

正宗俄式壺鈴訓練手冊

PART

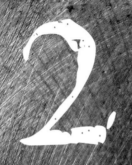

2

單純
SIMPLE

永遠不要忘記 最簡單又最有效的計畫： 極簡計畫

去用格洛克手槍，然後把你那把鍍鎳的娘炮槍丟掉
──湯米・李・瓊斯（Tommy Lee Jones）在《絕命追殺令之就地正法》
（*U.S. Marshals*）中說道。

格洛克手槍有一個很特別的地方：使用槍械的老手會使用它，最適合初學者的手槍也是它。

1980 年代時，奧地利軍方曾舉辦一個競賽，邀請各方好手來製造新式手槍，取代二戰時期使用的過時手槍。當時有一位名為佳斯頓・格洛克（Gaston Glock）的工程師，沒有任何槍砲彈藥的背景，也參加角逐碰碰運氣。據說當時有一些軍人曾輕蔑地表示「這個做窗簾桿維生的人」根本不可能贏。格洛克聽了之後很生氣，但他還是非常投入手槍的製造。據說格洛克會用左手來試槍，因為如果這個模型失敗了，他還可以用右手來繼續設計。

這個槍械門外漢讓其他專家大吃一驚。格洛克沒有內行專業知識的包袱，設計出一把單純又兇狠的手槍，零件比其他人生產的手槍少很多。想當然爾，格洛克手槍從此以後聲名大噪，成為全世界最受歡迎的手槍。在美國的執法單位中，三分之二的手槍都是格洛克手槍，而全世界無數機構和私人客戶都選用格洛克手槍。

我們的極簡計畫（Program Minimum，簡稱 PM）也和格洛克手槍一樣，非常適合初學者、進階者，以及任何程度的人。PM 和美國憲法第二修正案的主角（槍枝）一樣，都是由門外漢所設計。

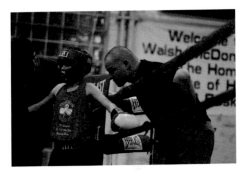
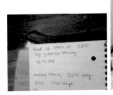

在聖派翠克節拳擊賽中，巴卡利站在小彼得・威爾區
（Peter Welch）的休息角落。

瘋狂科學家的筆記。

史帝夫・巴卡利（Steve Baccari）是名來自波士頓的硬漢，他的本業是水電
工，後來因為喜歡格鬥而成為格鬥選手，並意外成為一名肌力體能教練。巴卡
利完全無法忍受健身產業裡的笨蛋或所謂的專家，他無法接受任何的高談闊論，
他只在乎結果。

有別於一些整天把「橫狀面」和「克式循環」掛在嘴邊的人，巴卡利沒有接受
過正式的學院派教育，卻非常瞭解科學方法。他非常善於限制變因的數量，在
追蹤某一種變因的時候，會讓其他變因保持不變。巴卡利會讓兩組能力相近的
格鬥選手做一樣的訓練，這兩組之間只會有一項變因不同，維持數週的時間。
最後到底哪個方法比較有效，在擂台上就能看出結果。

我去過巴卡利的地下室，看到一疊厚厚的筆記本，可能有數十年的歷史。巴卡
利在生涯中試過各種方法，他也會毫不猶豫淘汰那些沒用的方法。巴卡利充滿
紀律的做法加上非正統的出身，讓他想出了 PM。

PM 只有兩個動作：壺鈴擺盪和起立。巴卡利和許多人的經驗都告訴我們，這
兩個動作是壺鈴能帶給我們最多進步的兩個動作。

就像格洛克手槍一樣，改良版的 PM 也是很棒的產品。

我會先簡單介紹這個計畫，再解釋背後的機制。

有證據、有效果、最精煉

你知道我們的格言是：「永遠沒有夠好的時候」
——羅傑‧澤拉茲（Roger Zelazny）在《*Roadmarks*》一書中提道。

最新版（第四版）壺鈴極簡計畫很適合用最新 F-16 戰鬥機的標語來說明：「有證據、有效果、最精煉」。

基本的壺鈴擺盪和起立動作都熟悉以後，就可以來認識這個非常單純的計畫：兩個動作每天都做 10 組就好，就像刷牙一樣。你只要全心全意關注動作技巧和爆發力就好，完全不用費心分析其他面向，也不用想做任何改變。這可是成為終極技巧大師的最佳途徑！

每週計畫

幾乎每天都可以訓練，不過如果覺得身體需要休息、或是有其他行程，偶爾可以休息一天。

如果你正在執行高強度的肌力訓練計畫、針對任何專項運動在訓練、或從事大量體力消耗的職業，每週執行 S&S 計畫 2 至 3 次就好。不過，你的進步幅度當然無法和每週花 5 至 6 天執行 S&S 計畫的訓練者相比。

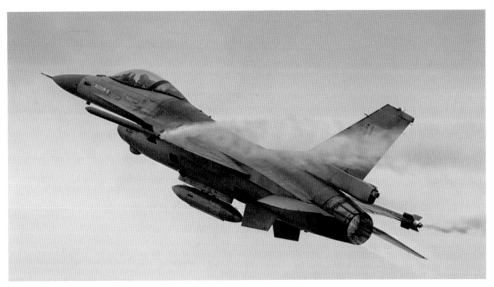

F16：「有證據、有效果、最精煉。」

每日計畫

每天任何時候都可以訓練。

開始訓練前先做三個暖身動作的循環：酒杯式深蹲伸展、StrongFirst 橋式、以及壺鈴繞肩。

你也可以在這三個動作之後，加入幾組起立，把速度刻意放很慢、動作做很確實，可以使用鞋子或很輕的壺鈴，重點是把動作做順。你也不一定要做到全程的起立，可以選擇特定階段來練習，例如把仰臥到手肘撐地這段動作練熟。把各個動作先拆開來練再組合在一起，這不是暖身，而是練習。

接著就可以執行預先設定的每日擺盪和起立動作。

訓練結束以後進行伸展，動作包括 90/90 伸展以及腰方肌跨坐伸展。如果有單槓，也建議以懸吊姿勢來做伸展。

壺鈴擺盪訓練

執行 10 組 10 下,總共 100 下。

每隔二到三個訓練日,就用雙手壺鈴擺盪來取代單手壺鈴擺盪,不過壺鈴的重量則維持不變,這樣會有動態休息的效果。前蘇聯舉重權威安納托利·切爾雅克(Anatoly Chernyak)發現,降低重量並專注在爆發力「有助於促進身體的恢復過程」。雖然壺鈴重量維持不變,但用雙手做擺盪會比單手容易得多。請把重點放在最大爆發力,並讓壺鈴在每次動作的最高點盡量飄浮久一點。

感到懶懶不想訓練的時候,請不要猶豫,直接換成雙手壺鈴擺盪,你還是會得到許多好處,同時讓心理和握力都稍作休息。

就算你每天都覺得活力滿滿,每隔三次訓練至少也要換成雙手一次。

單手與雙手壺鈴擺盪交替執行:一個月的訓練範例

週次	週一	週二	週三	週四	週五	週六	週日
1	1	2		1	1	2	
2	1	1	2	1	2	1	
3	1	2	1	2	1	2	
4	1	1	2	1	1	2	

我們計算擺盪次數的方式,是看壺鈴擺盪上來的次數,跟手臂的動作無關。

換句話說,請在單手壺鈴擺盪日執行 10 下左手擺盪,休息一下,再做 10 下右手擺盪,然後休息,並將整個循環重複 5 次。如果是雙手壺鈴擺盪日,請做 10 下雙手擺盪,並重複 10 組。

組數

1	2	3	4	5	6	7	8	9	10
單手壺鈴擺盪日									
10 左	10 右	10 左	10 右	10 左	10 右	10 左	10 右	10 左	10 右
雙手壺鈴擺盪日									
10 雙	10 雙	10 雙	10 雙	10 雙	10 雙	10 雙	10 雙	10 雙	10 雙

單手壺鈴擺盪請選擇可以順利以爆發方式執行 10 組 10 下的重量，不需要考量花費時間。我們將這個重量稱為 S。

做 10 下，然後把壺鈴放下休息。

再次提醒：10 下左手和 10 下右手不要連續做，請在做完單手 10 下後把壺鈴放下休息一下，再做下一組。

我們建議採取動態休息，你可以來回走動、緩慢深呼吸、用鼻子吸氣後把氣完全吐掉，可以做得誇張一些。

休息到可以講話的時候，再做下一組。你必須確定自己能夠講出簡短的句子，這點我們之後會再解釋。

做完前幾組以後，請將休息時間稍微延長，能夠講簡短句子後再休息一下，畢竟提醒身體需要氧氣的機制，一開始的反應不會太快。

恢復到可以正常講出簡短句子後（記得不要太趕！），再做下一組。能夠講出簡短句子很重要，如果你不確定是否可以，通常就是不可以，請休息到完全確定為止。

在這個階段的 S&S 訓練計畫，所有的目標都與時間無關，你甚至也不需要看時鐘。

請使用止滑粉，否則你能以爆發方式擺盪的壺鈴重量將遠遠不如你的真正潛力。

我再說一次，請使用止滑粉。如果你在家訓練，很擔心把地毯弄髒，請你搞清楚到底哪一個比較重要；如果你在健身房訓練，他們不准使用止滑粉，請趕快離開那個娘炮健身房，找一間像樣的。

雙手壺鈴擺盪也請使用相同重量的壺鈴。很明顯，用同樣的壺鈴，雙手會比單手簡單。這樣完全沒問題，請記得要拿出更大的爆發力，並試著拉長壺鈴每一下的飄浮時間。

至於休息恢復則和單手壺鈴擺盪一樣，用是否能說出簡短句子來評估。

壺鈴擺盪的進階

唯一的進階就是重量提升，組數和次數都要維持一樣，當然也要維持最大爆發力。組間休息偶爾可以改變，由是否能說出短句子來衡量。

「掌握」一個重量之後，就可以加重。

「掌握重量」的意思是能用該重量完成特定的組數次數，而且動作技巧完美、隨時隨地可以完成、對這個重量也不會感到壓力。

掌握重量為 S 的壺鈴以後，就可以使用更重的壺鈴：女生可以加 4 公斤，男生加 8 公斤。我們將這個更重的重量稱為 S+。

開始使用 S+ 來取代 S 的時候，一次用 S+ 做 20 下就好，也就是左手 10 下、右手 10 下。而在雙手壺鈴擺盪的訓練日，一樣將 2 組的訓練改用 S+。

這種加重並維持一段時間的進階方式稱為階段性負荷，非常有效且可靠。

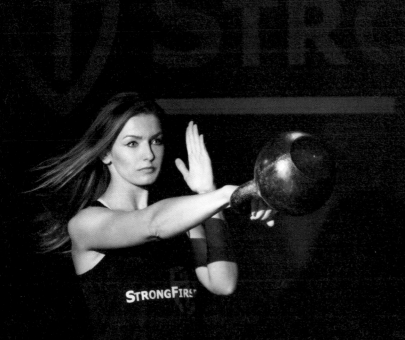

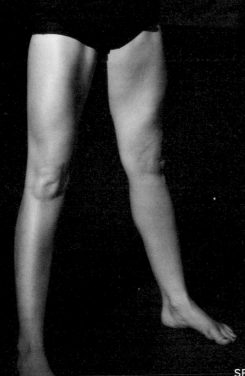

SFG 隊長尤絲蒂娜・馬科娃（Justyna Macková）。

單手壺鈴擺盪進階範例

週次	壺鈴女性 剛用 16 公斤 完成 10 組 10 下的訓練 為期 4 週	壺鈴男性 剛用 24 公斤 完成 10 組 10 下的訓練 為期 4 週
1		
2	16kg x 10/8 ★ 20kg x 10/2	24kg x 10/8 32kg x 10/2
3		
4		
5		
6	16kg x 10/6 20kg x 10/4	24kg x 10/6 32kg x 10/4
7		
8		
9		
10	16kg x 10/4 20kg x 10/6	24kg x 10/4 32kg x 10/6
11		
12		
13		
14	16kg x 10/2 20kg x 10/8	24kg x 10/2 32kg x 10/8
15		
16		
17		
18	20kg x 10/10	32kg x 10/10
19		
20		

> 每隔一個訓練日執行一次雙手壺鈴擺盪訓練，重量組合和單手一樣。

第三組開始加重，一路訓練到最後，最終要練到前兩組也用這個新重量。

★ 注：重量後的第一個數字代表次數，第二個數字代表組數。因此 16kg×10/8 代表使用 16 公斤做 8 組 10 下。

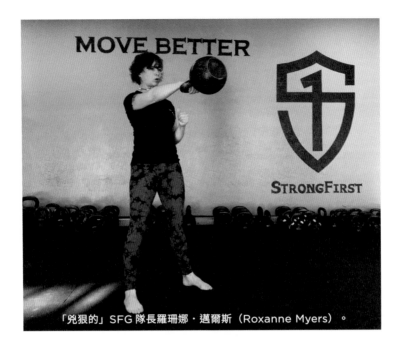

「兇狠的」SFG 隊長羅珊娜・邁爾斯（Roxanne Myers）。

壺鈴加重的順序

週次	1	2	3	4	5	6	7	8	9	10
	左	右	左	右	左	右	左	右	左	右
1-4	左	右	左	右	左	右	左	右	左	右
5-8	左	右	左	右	左	右	左	右	左	右
9-12	左	右	左	右	左	右	左	右	左	右
13-16	左	右	左	右	左	右	左	右	左	右
17-20	左	右	左	右	左	右	左	右	左	右

· 執行這個進階版本的前提，是要用 S 重量完成 4 週的訓練。

· 左和右分別代表左手和右手壺鈴擺盪。

· 白色區代表重量使用 S，灰色區則代表使用 S+。

· 雙手壺鈴擺盪的重量組合也比照辦理。

以下是雙手壺鈴擺盪與單手壺鈴擺盪相同的進階範例：

週一	左	右	左	右	左	右	左	右	左	右
週二	T	T	T	T	T	T	T	T	T	T

握力有問題怎麼辦

使用更重的壺鈴以後,你可能會發現自己的握力不足以應付 10 下爆發式的擺盪。解決方法是透過老派的健美技巧,也就是「休息/暫停」法。

如果你覺得在第 10 下之前握力就快不行了,就把壺鈴放下,休息 10-30 秒,透過用手來放鬆前臂,動作就像把手上的水甩掉一樣,休息完後再把訓練組完成。不管你是 5 下 5 下分開做,或是 7 下 3 下分開做,只要總數能做到 10 下,在使用相同重量的情況下,第四週結束之前你應該就能穩穩做滿 10 下。

你不需要額外訓練握力,或全部都做單手壺鈴擺盪。帕維爾·馬希克警告:「很多握力有問題的人會額外訓練握力,但這樣其實是自找麻煩。握力對於神經系統的需求很大,非常需要休息以及較輕鬆的訓練,而雙手壺鈴擺盪正好達到這個目的。換句話說,練得輕鬆一點反而更有效」。

回到原點再出發

現在你的單手壺鈴擺盪再次回到 10x10,唯一的不同是壺鈴變重了。

這就是我們教育總監布萊特·瓊斯常說的:「回到原點再出發」。

你可能已經注意到,我沒有要求你在五分鐘之內完成訓練(時候未到而已)。等到你能把目標重量當成玩具來練,而且完全不會喘,我們再加入時間限制。

起立訓練

S&S 訓練不是循環訓練,所以請將壺鈴擺盪全部做完,再開始做起立。
左右手各做 5 下,連續做完 5 下後再換手。和壺鈴擺盪一樣,組間休息的時候建議四處走動並深呼吸,可以順利講話再做下一組;休息時請不要像擱淺的鯨魚一樣躺在地上。

起立的進階

我們將你可以掌握的重量稱為 G。

掌握 G 以後，你會漸漸用 G+ 這個重量來取代 G。和壺鈴擺盪一樣，女生一次加 4 公斤，男生加 8 公斤。

我的替身帕維爾‧馬希克說，使用差距這麼多的重量來做起立，你會感覺壺鈴的重心明顯偏離你的前臂，會讓動作稍微改變。請做好準備。

起立的進階和壺鈴的進階一樣。

起立進階範例

週次	壺鈴女性	壺鈴男性
	剛用 8 公斤 完成 1 組 5 下的訓練 為期 4 週	剛用 16 公斤 完成 1 組 5 下的訓練 為期 4 週
1 2 3 4	8kg x 1/4 12kg x 1/1	16kg x 1/4 24kg x 1/1
5 6 7 8	8kg x 1/3 12kg x 1/2	16kg x 1/3 24kg x 1/2
9 10 11 12	8kg x 1/2 12kg x 1/3	16kg x 1/2 24kg x 1/3
13 14 15 16	8kg x 1/1 12kg x 1/4	16kg x 1/1 24kg x 1/4
17 18 19 20	12kg x 1/5	24kg x 1/5

和壺鈴擺盪一樣，請從第三組開始加重量，一直訓練到最後一組，最後才把前兩組的重量也加重。

壺鈴加重的順序

週次	第幾組									
	1	2	3	4	5	6	7	8	9	10
	左	右	左	右	左	右	左	右	左	右
1-4	左	右	左	右	左	右	左	右	左	右
5-8	左	右	左	右	左	右	左	右	左	右
9-12	左	右	左	右	左	右	左	右	左	右
13-16	左	右	左	右	左	右	左	右	左	右
17-20	左	右	左	右	左	右	左	右	左	右

· 執行這個進階版本的前提，是要用 G 重量完成 4 週的訓練。
· 左和右分別代表左手和右手起立。
· 白色區代表重量使用 G，灰色區則代表使用 G+。

回到原點再出發

和壺鈴擺盪一樣，你知道該怎麼做。

量身打造你的進階速度

以上的建議是每四週進步一個階段，是否可能有更快或更慢的進階速度呢？

如果你還沒熟悉前一階段的動作，確實可以用較慢的進階速度。必須確認已經掌握特定的重量組合，才能進階到更重的重量。

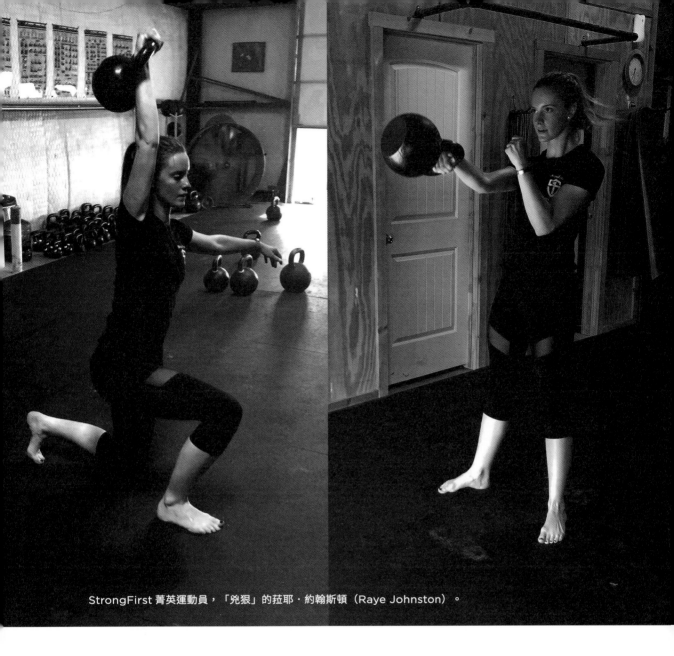

StrongFirst 菁英運動員，「兇狼」的菈耶‧約翰斯頓（Raye Johnston）。

至於較快的進階速度呢？我們只建議身體狀況極佳的資深運動員採用。

你可能會遇到兩個動作進階速度不一樣的狀況，這其實很常見。你可以自行決定讓兩者分別進步或一起進步。

有些學員可能不太能適應我們增加重量的幅度，也就是女生一次增加 4 公斤、男生一次 8 公斤。如果是這樣，可以一次進步 2 公斤和 4 公斤就好；而每一個階段也要從原本的 4 週減少為 2 週。

壺鈴男性的兩種起立進階範例

週次	一次增加 4 公斤	一次增加 8 公斤
1	24kg x 1/4	
2	28kg x 1/1	24kg x 1/4
3	24kg x 1/3	32kg x 1/1
4	28kg x 1/2	
5	24kg x 1/2	
6	28kg x 1/3	24kg x 1/3
7	24kg x 1/1	32kg x 1/2
8	28kg x 1/4	
9	28kg x 1/5	
10		24kg x 1/2
11	28kg x 1/4	32kg x 1/3
12	32kg x 1/1	
13	28kg x 1/3	
14	32kg x 1/2	24kg x 1/1
15	28kg x 1/2	32kg x 1/4
16	32kg x 1/3	
17	28kg x 1/1	
18	32kg x 1/4	32kg x 1/5
19	32kg x 1/5	
20		

震盪

每個月可以找一兩次機會，執行任何足以考驗心性的體能挑戰，只要不要把身體搞壞就好。

永恆單純：掌握單純的重量

請反覆進行以上的進階模式，直到你兩隻手都能用單純重量做到 10 組 10 下的單手壺鈴擺盪，以及 1 組 5 下的起立，組間休息則用先前提過的說話來測試。

如果你身體沒有特殊狀況，就只要注意動作細節並有點耐心就好。不管你的年齡或體重多少，你都非常有可能掌握這些重量。我強烈建議你追求這些重量，因為輕的重量固然也能帶來好處，但只有使用這些單純的大重量，你才會看到這個課表神奇的地方。

請注意，我不是要你達到單純的時間目標（5 分鐘內做到 100 下壺鈴擺盪、10 分鐘內做到 10 下起立之類的⋯⋯）；我要你在組間休息由說話檢測來控制的情況下，用單純重量完成上述的組數次數，這就是我們所謂永恆單純的里程碑。同理，如果你能用兇狠的重量來達到這些組數次數，你就達到所謂的永恆兇狠。

達到永恆單純以後，你就可以進階到更高的層次，請參閱第三部分「兇狠」的進一步指示。

讓我們踏上超越瘋狂之路。

工人和農人教我們的事

肌肉存在的目的是讓我們能工作，而不是給別人欣賞
——阿爾卡地·佛羅布耶夫教授（Prof. Arkady Vorobyev）和尤里·索羅金（Yuri Sorokin）。

史帝夫·尤斯塔（Steve Justa）是馬諦·蓋拉格所謂的「美國農夫」。這位來自內布拉斯加州農場的大力士寫了一本書叫做《Rock, Iron, Steel》，裡面記載許多了不起的見解，都是由這位未曾受過正規教育的聰明人所提出。在接下來的論述中，尤斯塔將尤里·佛科軒斯基教授（Prof. Yuri Verkhoshansky）劃時代的抗糖解訓練，用不同的方式說明。

糖解是葡萄糖的分解過程，最近很火紅的「高強度間歇訓練」和「有氧運動」都靠糖解提供能量。糖解能以很高的效率提供能量，但如果你太過分使用這個能量系統、或頻率太高，你的身體將被乳酸、氨、以及自由基所污染，同時荷爾蒙狀態也會變得混亂。

而所謂抗糖解訓練則是利用乾淨燃燒磷酸肌酸（CP）這個「火箭燃料」，來提供能量給身體進行高強度的努力，並用同樣乾淨的有氧系統來回填 CP。抗糖解訓練可說是運動表現和健康的新大陸。

尤斯塔的體重是 250 磅，而且有 10 年的訓練經驗，他以前在鑄造廠工作時曾經受到震撼教育。有一天他要幫一位生病的同事代班，這名同事可說是骨瘦如柴，體重只有 140 磅。尤斯塔的工作是清理一大堆 300 磅左右的熱鐵塊，把上面的沙子都清掉，方法是敲打這些鐵塊，並把鐵塊搬起來、搖一搖再丟掉……上班的全程都做同一件事。

尤斯塔說：「幾個小時後我就身心俱疲，然後我一直想著平常做這個工作的同事。他根本就是皮包骨，但工作時卻輕鬆到連汗都不會流……」。

從那天開始，尤斯塔就開始努力訓練體能。但他心目中的訓練方法和令人嘔吐的循環訓練與高反覆疲勞訓練不同，而是用相對較大的重量，用低反覆次數來做很多組。

「……不用練到氣喘吁吁的程度，但至少要練到如果有必要，我可以連續做 3 至 5 個小時。當然組間必須有足夠的休息，但也不能太常；而每一組到最後幾下感覺有點累就可以。」

我沒有叫你要連續做壺鈴擺盪 5 個小時（雖然俄羅斯科學家認為，維持一個訓

練負荷一小時以上,才是真正的抗糖解訓練),但我要你學習尤斯塔這個工人把訓練視為工作的態度。反觀現在很多人自以為很厲害、訓練很精實,但其實他們根本就是瘋狂揮動翅膀想要逃命的獵物而已。

要如何將這種工人的心態運用在壺鈴擺盪和起立的訓練上呢?請把自己想像為承包商,手上有一個 100 單位的工作、與一個 10 單位的工作。既然是工作,你當然會想要盡快完成、打卡下班、然後出去喝啤酒吃披薩;另外,你也不會想逼死自己,讓自己完後累癱睡著,臉上還沾到義式臘腸和加倍的起司。你要記得隔天還有工作,然後隔天、隔天、再隔天。

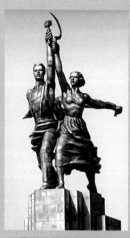

不是變強壯的最好辦法。

沒有工人和農人的天堂

你以為我在推廣體力勞動之類的天然訓練方法嗎？其實沒有。

某些形式的體力勞動確實是很棒的運動。菁英拳擊與散打教練安德烈．多葛夫（Andrey Dolgov）曾把他的選手送去鄉下執行類似童軍的任務，他們會去協助當地的老太太砍柴。

但是我多半不會建議使用體力勞動來訓練，因為身體很可能會得到非對稱的訓練，甚至很可能受傷；而且許多體力勞動的強度不夠，無法真正讓肌力進步。

幾十年前，數名蘇聯科學家將一群健壯的農村男孩帶到大城市，希望把他們變成優秀的舉重選手。後來讓官方很失望的是，這些從集體農場出來的孩子，表現並沒有比城市小孩優秀。當然也沒比較差，但也沒有比較好。

所以我要各位做到的不是工人或農人的「訓練方式」，我要的是心態。

打開瘋狂的開關

所有的虛弱都是因為意志薄弱
──弗里德里西‧尼采（Friedrich Nietzsche）。

……有時候必須毫不保留。

我之前跟我一位好朋友聊天，他叫做約翰‧法斯（John Faas），曾經是美國特種部隊的成員，但後來在阿富汗的軍事行動中不幸身亡。當時他才剛滿 30 歲不久，但身體早已因為各種任務而傷痕累累。它讓我想到歐‧亨利（O'Henry）小說中的拳擊手：「乾巴巴的臉頰和下巴，全身都是傷痕、新傷舊痛遍佈全身。他就像是大黃蜂一樣無堅不摧、令人畏懼、毫不留情……」

我們在討論他怎麼處理身上這些傷的時候，他用一句托比‧凱斯（Toby Keith）鄉村歌曲的歌詞來總結：「我的巔峰或許已經過去，但我永遠做好準備」。

「我的巔峰或許已經過去，但我永遠做好準備」。

這就是他的精神。這名受傷的戰士用很保守的方法訓練，讓身體在真正重要的時候（戰鬥時）發揮功能。身為一名職業軍人，訓練時必須「按表操課」，但心理要隨時準備好「打開瘋狂的開關」。

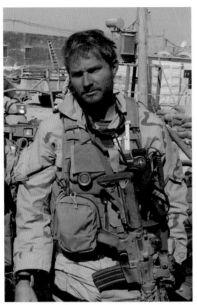

美國英雄，海豹部隊隊長約翰·法斯，
2011 年 8 月 6 日於阿富汗不幸身亡。

身為一名職業軍人，訓練時必須「按表操課」，但心理要隨時準備好「打開瘋狂的開關」。

即使你不是像法斯這樣的勇士，也沒受過那麼多傷，這個訓練和人生哲學還是相當適用。有時候你已經完成了訓練，但還是很想知道自己到底有多少能力。卡爾·榮格以及許多人都曾觀察到一個現象：「人類都需要挑戰，有挑戰才有健康」。

讓心跳瘋狂加速和讓身體充滿乳酸，確實不是長久訓練之道，但偶爾執行這類的挑戰，對於一名健康的人脫離高原期非常有幫助。有些研究顯示，這種方法可以殺死一些有缺陷的細胞及相關成分，而這些細胞和成分如果存在於人體內太久，可能對人體有害。請好好學習並提醒自己，讓舒服與刻苦和平共存。

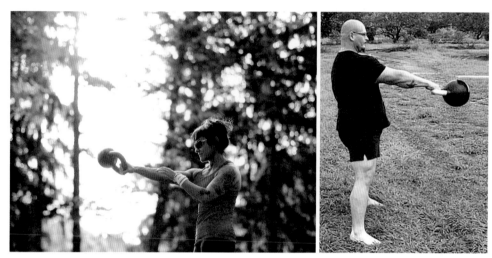

崔西‧來福凱德和布德‧耶弗里斯分別在他們所著的《The Swing》和《I Will Be Iron》兩本書中描述他們瘋狂訓練壺鈴擺盪的過程。

壺鈴擺盪就是蒙提‧派森（Monty Python）的最佳訓練動作，很適合心理健康但滿身傷痛的人。布德‧耶弗里斯（Bud Jeffries）曾經寫道：

「我之前打角力的時候，膝蓋和肩膀曾經受到很嚴重的傷，肱二頭肌也曾經受傷。壺鈴擺盪讓我能夠持續訓練，完全不受這些傷的影響。壺鈴擺盪讓多數人得以在不被受傷干擾的情況下繼續訓練，甚至還能在受傷的情況下繼續「大量」訓練，因為這個動作不需要使用極端的姿勢。

很多動作會強迫身體進入不自然的姿勢，或是用詭異的姿勢承受太多不自然的力量，甚至根本不適合某些人執行。不過壺鈴擺盪卻能在身體負擔最小的情況下，獲得最全面的肌力提升效果，耐力提升的效果也比其他方法好上 10 倍。壺鈴擺盪對身體造成的壓力非常小，而且不僅不會破壞身體，反而會協助身體重建。」

當然也不是要你滿身傷痛，才能接受壺鈴擺盪的考驗。

等到你變強壯，能夠用單純壺鈴執行 10 組 10 下的單手擺盪、並通過說話測試之後，就可以進行五分鐘壺鈴擺盪考驗，而練習和執行的過程都將帶給你很大

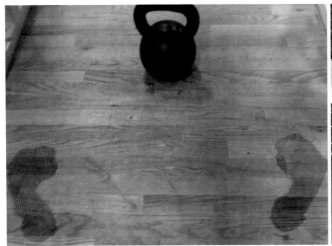
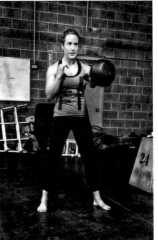

布蘭登‧赫茲勒（Brandon Hetzler）是密蘇里州立大學的研究員，同時也是前資深 SFG 教官，他曾經在 49 分 21 秒內用 24 公斤的壺鈴連續做了 2,001 下標準的壺鈴擺盪。各位，硬漢就是這樣考驗心性的。（人家有練過，請不要輕易嘗試。）

兇狠的妮可‧戴維斯
（Nicole Davies）

的挑戰。同時你也可以每個月用各種方法自我挑戰一兩次，例如把朋友抱起來走路、或幫整條街的家戶剷雪；你也可以拿起你長滿灰塵的拳擊手套找老拳友來練拳、背著背包爬山、參加 10 公里的路跑比賽、或是抓起壺鈴走一段長距離的農夫走路。只要是能夠考驗你的心性，又不會讓身體受傷的挑戰都可以。

你可能會納悶，為什麼要等到掌握單純壺鈴才開始呢？為什麼不直接執行限時的壺鈴擺盪挑戰呢？

因為這樣既愚蠢又不負責任。

疲勞可以讓穩固的技術基礎更加進步；但也會讓不純熟的技巧變差，甚至讓人養成難以戒除的壞習慣。以拳擊為例，新手根本不需要像職業拳手一樣打好幾輪的沙包，反而只需要在體力充沛的情況下練習各種拳路和組合拳，同時用跑步、跳繩、伏地挺身等一般手段來提升耐力即可。

「人類都需要挑戰，有挑戰才有健康」。

積少成多

做得更多不代表會更好，只代表你做得比較多而已
──史帝夫・巴卡利。

SFG 隊長麥可・卡斯楚吉歐瓦尼（Michael Castrogiovanni）在 15 年前發現壺鈴擺盪最經濟實惠的訓練量：總共 100 下。

「做得更多不代表會更好，只代表你做得比較多而已」。

達到一定的訓練量以後，就會開始出現邊際效用遞減。換句話說，人體是一個非線性的系統，也就是從 100 下變成 200 下，不代表效果會加倍，甚至還可能會有反效果。

StrongFirst 最重視的就是肌力與爆發力，所以我們強烈建議壺鈴擺盪的訓練量不要超過 100 下。

肌力和耐力的恢復都需要身體資源，而這些資源彼此競爭相當激烈。除了健力選手和馬拉松選手這種極端例子以外，多數人都需要肌力與耐力。

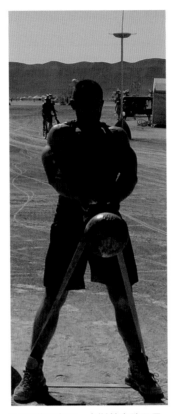

SFG 隊長麥可・卡斯楚吉歐瓦尼。

阿爾卡地・佛羅布耶夫教授指出，肌力和爆發力訓練若超過特定的訓練量，將會適得其反，最後只會有提升耐力的效果。針對舉重選手的實驗顯示，每次訓練任一動作都以 100 下反覆次數為界，如果超過這個數量，訓練效果將明顯偏向耐力提升。

「肌力和爆發力訓練若超過特定的訓練量，將會適得其反，最後只會有提升耐力的效果」。

100 下可不只是單純數字漂亮而已。

每組做更多下的效果可能也一樣會造成反效果。

「訓練的目的並非消耗身體能量，而是要儲存能量」。

如果每組的反覆次數超過 10 下並讓身體產生大量乳酸，會讓你當場把爆發力用盡，並預支隔天的能量。

我們訓練系統的名字叫做 StrongFirst，所以當然會使用較低的反覆次數，以免干擾肌力和爆發力的進步。我們認為壺鈴擺盪大可以做 10 下以內就好，畢竟比起 10 下，5 下所產生的爆發力更大、乳酸更少、而且更符合佛科軒斯基的抗糖解訓練模式；但是這樣會讓我們錯過一些重要的身體適應，例如肌肉生長。

由於起立動作本身接近靜態，且肌肉處在壓力下的時間較長，因此所需的組數次數本來就比壺鈴擺盪少得多。一邊做 5 下看起來很輕鬆，但如果你使用的重量夠重、動作夠確實，就會知道沒那麼容易。一邊做 5 下起立，肌肉在壓力下時間就和 8 組 5 下的臥推一樣，而史上許多重量訓練者的經驗都告訴我們，這個訓練量對於肌肉量和肌力都有提升效果。

每次訓練中每組的反覆次數都不能太高的另一個重要理由，就是要保留能量來做其他事情，例如練習運動技巧、執行戰場上的任務、或純粹保留體力享受當天剩下的時光。

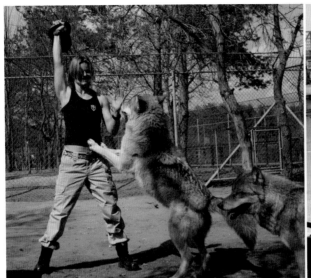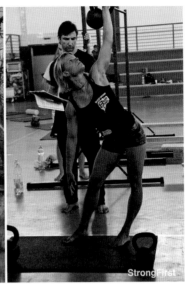

SFG 隊長蕾秋·達瓦斯（Rachel "Wolf" Darvas），同時也是本書的平面設計師。

保加利亞菁英體操教練艾文·伊瓦諾夫認為，訓練的目的並非消耗身體能量，而是要儲存能量，這點非常有道理。伊瓦諾夫的經驗指出，每個爆發力動作只要執行 100 下就能達到最好效果，而且每天都要做到。

如果訓練目標是儲存能量，每天訓練的這個建議可能看起來很奇怪；但每天適量訓練能讓肌肉內的燃料箱隨時維持滿檔，同時提升身體組織對細微損傷的抵抗力，也不會造成身體痠痛。換句話說，每天訓練是讓身體隨時處在備戰狀態的關鍵。

「每天適量訓練是讓身體隨時處在備戰狀態的關鍵。」

佛羅布耶夫教授說，在未完全恢復的狀態下訓練可以刺激身體的恢復能力。你的身體必須學習以更快的速度反彈，否則就無法應付接下來的挑戰。有當過兵的人就能夠理解：你在第一天的基本教練後會全身痠痛，但你堅持下去（其實你也沒得選擇）、並完成每天辛苦的伏地挺身和跑步以後，你最後就能應付這些訓練。就算你有機會在完全恢復的情況下才執行基本教練，你在訓練後還是會全身僵硬、痠痛，並且還是個娘炮。所以 S&S 訓練計畫雖然在特殊情況下也允許一週訓練兩次，但基本上都建議幾乎每天訓練。

請把 S&S 計畫當作一種充電計畫，而不是一種訓練計畫。

「是充電，不是訓練。」

「訓練」這個動詞可以指「用力到疲累的程度」，請稍微思考一下這是不是你的目標。而「充電」一詞則是俄羅斯人稱呼早晨訓練的名稱，結束後往往令人感到神清氣爽。換句話說，訓練會讓你很累，充電則讓你更進入狀況。

這種不把你推到極限的訓練計畫還有一個好處，就是能長期執行。網路上很多人會爭論到底多久應該改變訓練計畫。

「訓練計畫強度越高，就必須要常改變；強度越低則越能持續執行。」

要看狀況。

訓練強度越高，就需要越常改變。舉例來說，如果你的計畫是每週都要做到一次硬舉最大重量，那你可能只能執行 2 至 6 週，只是資深力量型運動員會比較偏向 2 週、新手會比較偏向 6 週。因此執行西岸槓鈴（Westside Barbell）訓練系統的人，因為每週都會做到最大重量，所以每 1 至 2 週就需要改變動作。

當然，你也可以執行尤斯塔的單一反覆次數訓練法，每次訓練只要用 1RM 的 70% 左右做 15 組 1 下就好，中間要休息多久都沒關係。有些人一整年都在執行這種「簡單肌力」計畫，他們的硬舉隨隨便便都能做到四五百磅。

你可以執行 S&S 計畫很長一段時間，並且持續進步。瓶頸的出現通常不是訓練計畫的問題，而是取決於訓練者能否堅持訓練計畫，且不要受流行的健身趨勢影響。

等到可以講話再開始做動作

如果利用得當，時間就是我們最好的朋友；但如果反過來受到支配，時間就是我們最可怕的敵人。只懂得按照時間做事的人大多都很可悲，但如果懂得靈活運用時間，情況就完全不同了
——克里福德·西馬克在《*Out of Their Minds*》一書中寫道。

二次大戰以前，牛津大學教授約翰·葛雷森（John Grayson）建議登山者「等到可以講話再繼續爬山」，而這個原則最後成為我們熟知的「說話測試」。

如果無法通過說話測試（也就是無法順利講出短句）代表乳酸堆積的速度比身體代謝速度更快，此時你的身體大量依賴無氧糖解系統來提供能量，對於 S&S 在爆發力與體能這兩個方面的目標而言，都會帶來反效果。

但如果能先完成說話測試再執行下一組動作，就能同時完成爆發力與體能這兩個看似背道而馳的目標。

就爆發力而言，此時你的有氧代謝已經回填足夠的磷酸肌酸，足夠讓快縮肌纖維以爆發性的方式收縮；而如果無法通過說話測試，代表磷酸肌酸尚未完全補充，所以下一組動作將大量依賴糖解能量系統。Tabata 上癮者很喜歡依賴糖解能量系統，但糖解比磷酸肌酸系統弱 1.5 至 2 倍左右，所以對爆發力的訓練效果當然比較差。

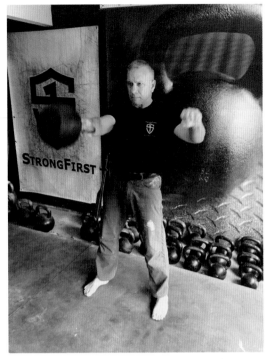

SFG 教官馬克・瑞福凱德（Mark Reifkind）。

讓我們聽聽瑞福凱德怎麼說：

「我練過體操和健力，而我非常喜歡休息。我都會等到心跳降下來之後再做下一組動作，這樣我才能在下一組盡我所能……我不想在氣喘吁吁的情況下做下一組，這樣會讓強度降低。說話測試真的很必要。」

「可以講話以後再執行下一組動作。」

通過說話測試代表乳酸累積的速度沒有失控，以及代謝環境適合刺激耐力適應。耐力專家應該都知道這種狀況（身體處在微酸的狀況，足以讓有氧代謝持續運作，但不至於負載過大）是訓練出最佳耐力的關鍵。運動員如果真的要提升耐力，最好的訓練方法不是執行高強度間歇訓練，反而是以可以講話的速度跑步，也就是將訓練強度維持在乳酸閾值之下。

運動員如果真的要提升耐力，最好的訓練方法不是執行高強度間歇訓練，反而是以可以講話的速度跑步，也就是將訓練強度維持在乳酸閾值之下。」

對於佛科軒斯基來說，上述原則適用於反覆性的高爆發力動作，也適用於低強度穩定狀態動作。

如果通過說話測試後繼續休息會怎樣呢？

休息時間拉長會讓你的爆發力訓練效果好一些，同時犧牲掉一些耐力的效果，當然也會花更多時間。

如果休息時間減少（練到氣喘吁吁並讓肌肉燃燒），可以刺激體能和身體組成短暫進步，因為身體會將糖解系統的啟動視為緊急狀態。不過休息時間較少的訓練不能太常執行，也建議先利用加入說話測試的訓練來打好基礎。如果你太常在訓練中大量依賴糖解系統，將來會付出慘痛的代價。

「如果你太常在訓練中大量依賴糖解系統，將來會付出慘痛的代價。」

總之，剛好通過說話測試就是達到 S&S 計畫各種目標的甜蜜點。如果不太確定休息時間是否恰當，通常建議再休息久一點。

如果你是美國讀者，可以朗誦效忠宣言（Pledge of Allegiance）這段文字

「有氧能力進步以後，
你的休息時間也會自然減少」。

來當作說話測試：

「我謹宣誓效忠美利堅合眾國國旗及效忠所代表之共和國，上帝之下的國度，不可分裂，自由平等全民皆享（I pledge allegiance to the flag of the United States of America, and to the Republic for which it stands, one nation under God, indivisible, with liberty and justice for all.）」。

瑞福凱德繼續說：

「我訓練壺鈴擺盪的方式，就是專注在訓練量和強度，不太在意休息時間。隨著體能越來越進步，休息時間就越來越短」。

有氧能力進步以後，你的休息時間也會自然減少，不過當然每天的狀況會不太一樣。在沒有先進應用程式或儀器的情況下，說話測試這個簡單卻有效的方法可以讓你傾聽身體的聲音，並根據壓力、疲勞等生命中各種事物的影響來調整休息時間。

請遵守說話測試，不要刻意減少休息時間！

我知道我有講過，但我還是要再說一次，因為這太重要了。

「請遵守說話測試，不要刻意縮短休息時間！」

你可能會想知道自己跟其他壺鈴男性比起來如何，到底「應該」休息多久之後會通過說話測試呢？

其實並沒有一定的答案。你的有氧能力越好，恢復速度當然就越快；而如果你每一下反覆次數使用的爆發力越大，就會燃燒越多的磷酸肌酸，也就會需要越多的休息時間。爆發力非常強的運動員，在遵守說話測試休息原則的情況下，常常必須花半小時左右才能以最大爆發力完成 10 組 10 下的壺鈴擺盪訓練。

即使是完成兇狠訓練的人，每天 S&S 的訓練狀況也不盡相同。這些人能夠在 5 分鐘以內完成 100 下壺鈴擺盪，當然會使用很高的爆發力，但絕對不是最大爆發力，因為他們還是必須根據當天的身體狀況，透過說話測試來決定休息時間。我們將在第三部分「硬派慣性」章節再詳細說明。

帕維爾·馬希克曾經以低於 150 磅的體重達到兇狠壺鈴擺盪計畫的黃金指標（5 分鐘內用 48 公斤的壺鈴做完 10 組 10 下），現在我們讓他來說服你放心休息更長的時間：

「我在執行常規 S&S 練習的時候，一定會給自己足夠的休息時間，多於我感覺所需的休息時間。較長的休息時間讓我可以用『一擊必殺』的心態，以最強的爆發力完成 10 下最確實的壺鈴擺盪。我只有在測驗日才會計算休息時間，但我

不會『刻意嘗試』達到 5 分鐘 100 下擺盪的目標。我都是在 100% 確定可以做到的情況下，自然而然就做到了。

這個策略的效果如何呢？除了體能進步以外，我的肌力和爆發力進步更大，而且痠痛程度較少。在我 40 歲生日當天，也就是我開始 S&S 計畫的一年以後，我用『野獸』連續做了 40 下單手壺鈴擺盪，也就是左手 20 下、右手 20 下、放下壺鈴，開始跳舞慶祝。」

總之，休息時間沒有一定的標準。記得完全不要看時鐘，因為這樣只會讓你做出錯誤的決定。你要傾聽自己的身體和呼吸，不要相信手錶或手機。

你可能會想，休息與暫停（大重量單手壺鈴擺盪讓握力吃不消時，每組之間休息 10 至 30 秒）到底什麼時候會應用在我們的恢復策略？

握力出現這種狀態時，代表肌肉裡的磷酸肌酸開始耗盡。雖然磷酸肌酸完全恢復要 5 分鐘的時間，但其實很短時間內就會有顯著的恢復；這樣的恢復固然不足以讓你完成下一組 10 下的擺盪，但足夠讓你完成剛剛暫停的那組。為了計算方便，我們將這些被迫拆開的 10 下算成 1 組，而這組內的休息就不必通過說話測試。

以階段式負荷
達到最穩定狀態

……享受訓練、避免受傷、保持冷靜，不需要一直利用複雜的數學公式來改變重量百分比的最佳辦法，就是長時間一直使用相同的重量！
──約翰・麥克恩（John McKean），一位既老派又全面的健力選手。

格洛克手槍沒有保險可以拉。裝上彈匣以後，隨時都能開槍。專業人士不會把這個特性視為負債，反而會認為是資產。拉動小小的保險機關是非常細膩的運動技巧，在平常安全的時候沒什麼了不起，但在性命攸關的時刻卻是另一回事。

你想要隨時都準備好嗎？可以在努力做完一組壺鈴擺盪以後，立刻練習打電話報警，我是認真的。在充滿壓力的情況下，細膩的運動技巧會受到影響。有很多人會在緊急的情況下慌了手腳，連報警都做不到；因此很多安全專家都建議要練習這個簡單的「技巧」。

另一方面，把槍從皮套拿出來並裝上彈匣則屬於較為龐雜的運動技巧。經過反覆練習以後，你可以把這個動作做得比拉保險更穩定；而同時你也會得到一個心理上的優勢：光是把槍掏出來，就足以震懾想要傷害你的人。

為了在執行本訓練計畫後得到最佳的穩定性，我刻意移除 S&S 的保險，也就是負荷變化，俄羅斯人將之稱為「波動」。

前蘇聯的教練透過不斷的嘗試錯誤後發現，訓練量或強度越高，計畫的波動就必須越大。換句話說，大重量日的強度越高，輕重量日的強度就要越低。

反之亦然。如果沒有大重量日，就不需要輕重量日；大重量週和輕重量週也是一樣的道理。

「如果沒有大重量日，就不需要輕重量日」。

把所謂保險移除的訓練計畫，稱為**階段式負荷**。

多數訓練者會以「漸進式超負荷」為理由，大膽增加重量和次數，或減少休息時間。這樣確實會進步很快，但之後就會停滯，甚至導致受傷和過度訓練。為了改善這個問題，有教練設計出降負荷的策略，也就出現了輕重量日和輕重量週。這些策略確實有效，但過於複雜。

換個角度想，如果你從不超負荷，就不需要降負荷，這就是階段式負荷的美妙。選擇一個費力但還能順利執行的訓練負荷（包括重量、組數、次數、休息時間），然後都不要改變，直到你覺得很輕鬆、可以掌握這個負荷之後，再提升負荷。

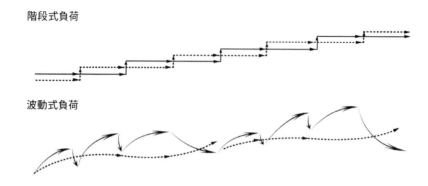

階段式負荷

波動式負荷

此圖出自李歐尼德‧馬特維夫（Leonid Matveev）教授的經典教科書。實線代表訓練量、虛線則代表強度。兩種進階方式都可以很兇狠，但階段式負荷則更為單純。

半個世紀以前，馬特維夫（Matveev）、歐左林（Ozolin）、和普拉托諾夫（Platonov）教授這三位前蘇聯頂尖科學家發現，先執行一個階段的穩定負荷，再以階梯式的方式增加負荷，是非常有效且可靠的進步策略。

早在這些教授以前，就有人提出類似的概念。許多老派大力士都執行「保持相同重量的訓練」。健美雜誌作者斯徒亞特‧麥可羅伯特（Stuart McRobert）指出：

「連續好幾個月的時間，他們都會持續執行相同的……訓練組，每個動作都使用預設的反覆次數。他們使用的重量確實不輕鬆，但絕對不會把自己逼到極限。

他們每年總會有幾次訓練時感覺不錯，而且或許突然想要彼此競爭（正式或非正式都有可能），他們會盡全力用有限制的重量達到個人最佳紀錄。在這之後，他們常規訓練的重量就會稍微增加，並在接下來一陣子都使用這個增加的重量。當然每下反覆次數的重量還是會低於極限重量，並且要等到這個重量感覺沒那麼有壓力後，才會加重。接下來可能會再破一次紀錄，這時候才正式增加重量（比之前重幾磅而已），並在接下來幾個月以上的時間都持續使用這個新重量。」

克里斯多福‧所馬爾（Christopher Sommer）是菁英體操教練，也是

《Building the Gymnastic Body》這本好書的作者。他以「穩定狀態」來稱呼這種進步方式，但其實概念和階段式負荷一樣：

「**我給運動員的訓練計畫中，穩定狀態訓練法絕對是最佳的訓練循環……大約每 8 至 12 週增加一次負荷，接下來等運動員確實適應整個訓練循環，從感覺超負荷（很用力）、中負荷（中等用力）、到低負荷（輕鬆）之後，才增加負荷。**

我認為多數教練、訓練者、運動員最常見的問題，就是他們在低負荷或所謂恢復階段所花的時間太少，他們應該在這個身體感覺相對輕鬆的努力程度上多花點時間才對。這是任何訓練循環中很重要的部分，能夠鞏固你當下累積的訓練效果……

只要能妥善安排穩定狀態訓練循環，運動傷害幾乎就不可能出現，當然也能避免因為心理壓力而出現的心理疲勞。」

每一個「階段」的持續時間可以是 1 週，也可以是數個月；而 S&S 計畫中每一個階段則是 4 週。階段式負荷既穩定又有效，如果你今天加入了幾組困難的大重量壺鈴擺盪和起立，用同樣重量練習一個月後，會覺得越來越輕鬆。

階段式負荷是一個適合大人的訓練進階計畫，沒耐心的屁孩最後都會失敗。

「階段式負荷是一個適合大人的訓練進階計畫，沒耐心的屁孩最後都會失敗」。

擔心整個月都不進步，只是浪費心思而已。孩子們，別怕，就算你一直使用相同的重量，你還是會進步，否則伐木等工作也不會讓男孩變成男人了。套一句老派力量型運動員的話，你正在「鞏固你的訓練成果」。

前蘇聯首席運動生物化學家尼可拉・雅客列夫（Nikolay Yakovlev）教授發現，長期訓練會在細胞層面引發較深的重建，影響比短期刺激更顯著；所以長期訓練會帶來更穩定的基礎，讓未來更有突破的本錢。

「套一句老派力量型運動員的話， 你正在『鞏固你的訓練成果』」。

如果一整個月使用相同重量真的會讓你很難過，還是有辦法在不增加重量、反覆次數、或訓練密度的情況下，讓運動變得更難：就是加快壺鈴擺盪的速度，或放慢起立的速度，並維持最佳的動作技巧。詳情請參閱第三部分的「越難越好」章節。

S&S 階段進階的標準速度是：女生每週 0.2 公斤（半磅）、男生每週 0.4 公斤（1 磅）。這樣看起來感覺很少，但一年以後，你會發現男生增加了 45 磅，女生也加了 20 多磅。這樣的進步，足以讓一名新手蛻變成真正的單純訓練模範。

當然也請你避免另一個極端，就是永遠用嬰兒般的重量來訓練。SFG 教官法比歐·左寧強調，每個負荷階段都有特定的持續時間，目標就是避免兩個極端：衝太快和停滯不前。兇狠的安娜曾不屑地表示：「男生用 16 公斤訓練好幾個月的壺鈴擺盪……真的不行」。

「男生用 16 公斤訓練好幾個月的壺鈴擺盪 ……真的不行」。

重量的改變

——

信念之跳

任何無機和有機的事物，都有階躍函數改變的特性，也就是特定區間內的函數維持相等，但不同區間之間的函數會有很大的變化
——阿爾卡地・佛羅布耶夫教授（Prof. Arkady Vorobyev）。

西方人剛開始認識俄羅斯壺鈴的時候，都很驚訝不同尺寸壺鈴之間的重量差異竟然那麼大。前蘇聯給男性訓練的經典壺鈴組合非常簡單，只有 16 公斤、24 公斤、32 公斤，而且從來沒人要求使用其他的重量。壺鈴尺寸選擇如此有限的原因，起初可能只是為了省錢和省空間；但科學家在仔細探究以後，找到了更多支持這個做法的理由。

首先，曾獲得舉重世界冠軍與奧運金牌的阿爾卡地・佛羅布耶夫教授發現，如果向身體傳遞「變強壯」的訊息，重量大幅增加會比牛步增加的效果更好。

「化學能量轉換成機械、電磁、與熱能的過程也會有階段性。在細胞或亞細胞層面的離散變化，可能是生物體的特性……我們建議負荷改變的程度必須要突然一點，但要同時符合特定運動員的能力……這種訓練負荷的安排原則，讓運動員可以用較小的訓練負荷量達到更好的效果。」

「能量的轉換會有階段性」。

第二，較大的重量差異可以避免「選擇障礙」。丹‧約翰說：

「我會那麼喜歡壺鈴，就是因為選擇不多。很多健身房的啞鈴重量差距都是 10 磅，有的是 5 磅，甚至還有 1 磅的；而且光是做胸推的機器就有一千種……這樣加起來簡直有上百種選擇。

夠了！大腦無法處理那麼多種選擇！

至於壺鈴，我每個動作其實頂多只有三種選擇……有時候甚至只有一種。

選擇越少，花費的心力就越少；選擇越多，能專注在訓練上的心力就越少。

別再選了，把心力投入在訓練上還比較實在。」

「別再選了，把心力投入在訓練上還比較實在」。

第三，馬克‧圖梅指出，緩慢漸進的重量會讓訓練者透過肌肉生長而「偷上」更重的壺鈴，這樣會剝奪他們在技術上開竅的機會。

「只有先掌握現在的重量，才能進階到下一個重量」。

第四，重量大幅度增加迫使訓練者得多花些時間來掌握當下的訓練重量。換句話說，只有先掌握現在的重量，才能進階到下一個重量。

第五，緩慢增加重量，無法在使用更大重量的時候展現自己的氣魄。俄羅斯健力教練偶爾會幫自己的選手舉辦比賽，每個人每個動作都只有一次試舉機會，這種時候就無法用漸進的方式慢慢加重。如果把這個情況套用在壺鈴上，假設你做起立使用的壺鈴重量從 24 公斤變成 32 公斤，你就增加了 33% 的重量，這就是真正的信念之跳。

有些數學狂熱分子會說，從 8 公斤跳到 12 公斤（差 50%）和從 28 公斤跳到 32 公斤（14%）差很多。在算術的純粹世界或許是如此，但真實世界的情況更加複雜。

一名使用 8 公斤壺鈴來做起立的女性還屬於新手，而這個重量或許遠低於她當前的肌力水準。現在她必須用過輕的重量來學習動作，所以壺鈴增加 4 公斤時，她的肌力成長絕對遠低於 50%。等到她掌握動作以後，要直接進步到 12 公斤也不會有任何問題；而男性從 16 公斤進步到 24 公斤也一樣。

雖然目前我們提出的各種說法都支持大幅度的重量增加，這種做法並非每個人

「重量大幅度增加會迫使訓練者得多花些時間來掌握當下的訓練重量。」

都適用。帕維爾・馬希克指出，有些人在做起立的時候會被 S&S 建議的重量增加幅度嚇到。如果是這樣，他們也許需要一個好教練就能解決問題；但是也有可能需要將重量增加的幅度減半，女性一次增加 2 公斤、男性 4 公斤，而每一重量階段的持續時間也要減半。

單手壺鈴擺盪如果也大幅增加重量，可能會造成握力的問題；但只要用休息／暫停法就能輕鬆解決，幾乎不需要將增重的幅度減半。

不過，你也不是只能選擇一種增加重量的幅度而已，也就是女性並非只能選擇 2 公斤或 4 公斤、男性並非只能選擇 4 公斤或 8 公斤，你可以多嘗試多比較。舉例來說，起立用小幅度增加重量，壺鈴擺盪則用大幅度；你也可以在剛開始執行 S&S 計畫時用小幅度增加重量，進步以後就使用大幅度，之後在進步趨緩時再回到小幅度。

單純訓練計畫的摘要

記得要簡化、簡化
——亨利・大衛・梭羅（Henry David Thoreau）。

「簡化」只要一次就夠了
——拉爾夫・沃爾多・愛默生（Ralph Waldo Emerson）回應道。

1. 持續負荷
認真看待你手上的壺鈴，不要覺得很輕就亂做。

2. 練習
S&S 不是運動，而是練習讓動作變得更強的過程。

3. 排程
建議幾乎每天訓練，只有身體出狀況或有要事才偶爾休息。

4. 暖身
做 3 組 5 下的暖身動作，內容是酒杯式深蹲伸展、橋式、以及壺鈴繞肩；做完之後也可以舉鞋子或輕重量來做幾下起立。

5. 壺鈴擺盪訓練
做 10 組 10 下的單手壺鈴擺盪，兩手加起來總共 100 下。每一下動作都要盡全力，不要保留。要注重的是爆發力，而不是動作節奏；並記得使用止滑粉。

每 2 至 3 個訓練日後，用相同重量做雙手壺鈴擺盪來取代單手擺盪。

6. 起立訓練
一手做 1 組 5 下的起立，動作過程中不要急。

7. 緩和

做 1 至 3 組的被動伸展，包括 90 ／ 90 伸展和腰方肌跨坐伸展。如果有單槓，也可以做懸吊。

8. 組間休息

動態休息，過程中可以走來走去、甩動身體舒緩張力、以及用彈力帶做手指伸展。冷靜地深呼吸，用鼻子吸氣，並把氣完全吐掉，做誇張一點也沒關係。恢復到足以通過說話測試以後，再做下一組壺鈴擺盪或起立。

如果在大重量單手壺鈴擺盪遇到握力的問題，就在動作品質下降之前停止動作。休息 10 至 30 秒，同時甩動前臂，好像要把手指頭的水甩掉一樣，然後再完成該組動作。

9. 進階

漸漸掌握重量以後，就換成更大的重量。

兩個動作都用相同的進階策略，每 4 週都將一組單手壺鈴擺盪加重（女性加 4 公斤、男性加 8 公斤）。

從第三組開始加重，然後慢慢加到最後一組，最後再把前兩組加重。

10. 震盪

每個月可以找一兩次機會，執行任何足以考驗心性的體能挑戰，只要不要把身體搞壞就好。

單純訓練計劃目標	女性	男性
100 下單手壺鈴擺盪（雙手加起來 100 下）分成 10 組完成	24 公斤	32 公斤
壺鈴擺盪後一手做 5 下起立（1 組就好）	16 公斤	32 公斤
組間休息時間由說話測試來決定		

為什麼有人執行S&S計畫會失敗？（出自SFG教官帕維爾·馬希克）

🏋 連簡單的指令都讀不懂、無法執行。

🏋 只知道測驗，不懂得練習。我幾乎都不看時間，我只單純享受訓練動作。有時候我都懷疑組間休息太長，可能會到 1.5 分鐘，甚至 2 分鐘以上。

🏋 一開始就使用太重的壺鈴，無法逐漸進步。

🏋 加重的速度太快。

🏋 壺鈴的選擇不夠多。

🏋 每週訓練次數不夠。一開始建議每週訓練 5 至 6 次，之後可以變成每週 4 次或練一天休一天。很多人一週只訓練 2 至 3 次，這樣不夠，畢竟沒有訓練就不會有奇蹟發生。

🏋 不懂得善用「輕」（雙手壺鈴擺盪）重量日：我認為這是本訓練計畫中常常被忽略的部分。

🏋 不懂得使用止滑粉。

🏋 改變或增加計畫內容：有些男性會用 16 公斤的壺鈴執行 S&S 計畫，但又自己加入伏地挺身、引體向上等動作。

🏋 遇到撞牆期的時候，不懂得退一步想想別的辦法，反而一直無腦往前衝。這個狀況在單純的層次比較不會發生，我們會在第三部分進一步討論降負荷訓練。

🏋 執行計畫的耐心不足。很多人兩三個月後就會覺得無聊，但對我來說，維持計畫不變有一個很大的好處，就是能夠節省腦力。每天都只要做 100 下壺鈴擺盪和 10 下起立，然後任務就結束了，剩下來的時間和精力可以拿去練習武術或享受人生。

正宗俄式壺鈴訓練手冊

PART

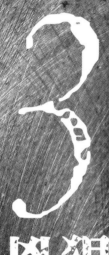

3

兇狠

SINISTER

進階訓練拿 200

突然間，興都庫什山脈都變得好爬了
──美軍偵察狙擊兵麥可‧以雷克（Michael Yilek）在完成硬派壺鈴訓練不久後說道。

你已經完成了無計時的單純訓練，了不起！你花了幾個月的時間完成一個「無聊」的訓練計劃，達成一個重要的里程碑。很多人根本到不了這一步，他們一看到最新的健身趨勢就會迷失方向。

「很多人根本到不了這一步，他們一看到最新的健身趨勢就會迷失方向」。

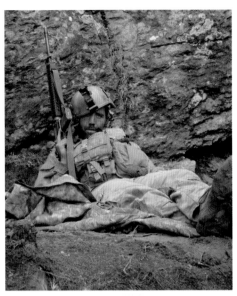

麥可·以雷克。

具備穩固的肌力與技術基礎後，你可以開始進行有時間限制的單純訓練、兇狠訓練、以及相關的任何訓練。以下我們將告訴你怎麼做。

掌握無計時單純訓練以後，我們的訓練排程會稍微改變，以配合你進步的爆發力與肌力。

將訓練頻率從幾乎每天訓練，改成每週 3 至 4 次：

單純與兇狠排程選擇

週一	週二	週三	週四	週五	週六	週日
✕		✕		✕		
✕	✕		✕	✕		

暖身要盡量精簡。如果你伸髖完全沒問題，而且不需要特別準備就能做好壺鈴擺盪，就可以省略橋式；如果你的肩關節在起立的每一個步驟都不會卡住，也可以省略壺鈴繞肩。

不過，無論如何請保留酒杯式深蹲伸展。如果髖關節可以活動自如，左右伸展的組數只要 1 組就夠了，而剩下的 2 組可以使用更重的壺鈴，或是在蹲到底部時暫停，但不需要左右伸展。

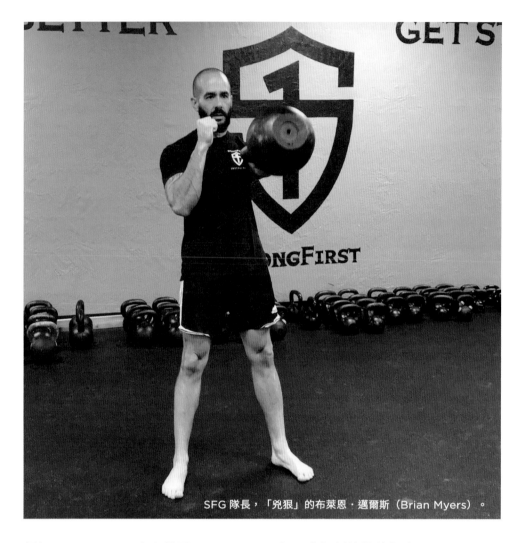

SFG 隊長，「兇狠」的布萊恩・邁爾斯（Brian Myers）。

例如：16kg x 5（左右伸展），32kg x 5/2（底部暫停後站起來）

或是：16kg x 5（左右伸展），24kg x 5（暫停），32kg x 5（暫停）

你的目標，是讓不左右伸展的暫停酒杯式深蹲的重量與單手壺鈴擺盪一樣。

隨著你越來越強壯、體能越來越好，遇到停滯期的機率會越來越高，就算使用階段式負荷的進階方式也一樣。如果你已經完全按照本書指示，但還是遇到停滯，就該使用「倒退」這個經典健力訓練技巧。

很簡單，只要先用小一至兩個尺寸的壺鈴訓練幾週，之後再加上來就好。

帕維爾・馬希克的降負荷與持續進步訓練範例

週次	卡在 40kg x 10/6，48kg x 10/4
1	32kg x 10/10
2	40kg x 10/10
3	40kg x 10/8, 48kg x 10/2
4	
5	40kg x 10/6, 48kg x 10/4

就算你還在持續進步，如果生活中的身體、心理、情緒壓力比較大，還是可以偶爾倒退幾天或幾週的時間；如果壺鈴訓練的時間受到限制，也可以執行倒退訓練。

你現在要追求的是計時 S&S 目標，所以有時候不能使用可靠的說話測試，必須要和時間賽跑，這就是我們週五的訓練內容。執行細節可以參考「死了都要練」一章。

但是在執行計時挑戰之前，你必須先加強肌力、爆發力、能量管理等技巧。接下來幾頁將探討 StrongFirst 壺鈴技巧與應用的原則，這些細膩的觀念需要反覆閱讀，以及練習、練習、再練習。雖然很燒腦，但你會獲得驚人的效果，很多面向的身體能力都會有更好的表現，同時感到更輕鬆、更有趣。

完成無計時單純訓練後，訓練計畫就改變了

🔔 除非有特殊情況，否則先前提過的指示都適用。

🔔 訓練頻率降至每週 3 至 4 次。

🔔 如果不需要，暖身可以省略壺鈴繞肩和橋式。

🔔 如果深蹲的活動度沒問題，只需要在酒杯式深蹲伸展的第一組做伸展就好；
第二和第三組可以加重，最好是和單手壺鈴擺盪使用相同重量。在底部暫停，
但不需要左右伸展。

🔔 如果進步停滯，只要先用小一至兩個尺寸的壺鈴訓練幾週，之後再加上來就好。

🔔 週五的訓練加入計時測驗。

開始計時測驗之前，請先花幾個月的時間練習以下幾章的指示：

🔔 硬派

🔔 關鍵是速度的持續時間

🔔 硬派慣性的秘密

🔔 完美呼吸的訣竅

就算你還沒掌握無計時單純訓練計畫，也可以隨時研讀上述內容。

硬派

訓練時要想像自己在戰場上。眼神要夠狠、肩膀壓下來、全身繃緊。如果你訓練時的身體強度，和你真正在攻擊和防禦敵人時一樣，你自然會養成與上戰場相同的態度

——沖繩空手道大師糸洲‧安恆（Anko Itosu）

我們在 StrongFirst 教的「硬派」壺鈴訓練來自前蘇聯的特種部隊。1970 年代時，有些特定單位以空手道為基礎，進行徒手搏擊訓練，而硬派壺鈴訓練則在 1980 年代誕生，目的是輔助硬派的搏擊訓練。

「訓練時要想像自己在戰場上」。

在武術的世界，「硬派」指的是用真槍實彈的力量對決、同時非常重視肌力的流派。

空手道大師中山正敏（Masatoshi Nakayama）曾說：「空手道技術的核心就是專注（kime），意思是在最短的時間內，以最好的技巧和最大的力量，對目標進行爆發式的攻擊。」中山大師強調空手道「一擊必殺」的歷史，來告訴我們使出全力的重要。

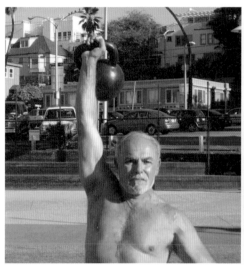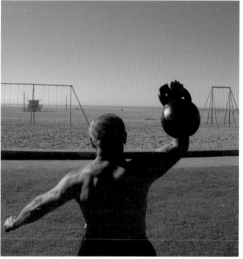

71 歲的約翰‧薩克森在加州聖塔莫尼卡的肌肉海灘,用 32 公斤的壺鈴做出動作非常確實的肩推。

中山也說:「缺少專注的技巧,不管看起來多像空手道,都不是真正的空手道。」中山大師特別強調,就算在對空氣練習刺拳的時候也一樣,必須使出全力、並拿出最高的專注力。

StrongFirst 在訓練中也採取相同的態度。對我們來說,「一擊必殺」這個古老的空手道哲學若硬要放在肌力訓練,就是所謂的「硬派」。

「『一擊必殺』這個古老的空手道哲學若硬要放在肌力訓練,就是所謂的『硬派』」。

硬派的核心精神,就是用盡全力、毫不保留。

約翰‧薩克森(John Saxon)曾在李小龍的電影「龍爭虎鬥」中飾演洛普(Roper)一角,他告訴我李小龍在他們認識的第一天,就示範壺鈴擺盪給他看。李小龍每次將壺鈴擺盪到最高點時,都會讓壺鈴停住一陣子,來練習把出拳的力道變得更集中,這就是所謂的專注,這就是我們 StrongFirst 執行壺鈴擺盪的方式。

「使出最大的力量把關節鎖死，而不是被壺鈴帶著走」。

健力世界冠軍唐尼・湯普森（Donnie Thompson）做壺鈴擺盪的方法是「使出最大的力量把關節鎖死，而不是被壺鈴帶著走」，這就是所謂的專注。執行 9 個月的硬派壺鈴訓練以後，湯普森的硬舉從 766 磅進步到 832 磅、臥推也進步了 100 磅。

肌力訓練權威弗雷德・哈特菲爾德博士（Dr. Fred Hatfield）指出，傳統肌力訓練的訓練組中，至少有 75% 都沒有用，因為動作中只有特定部分會很辛苦，也只有最後幾下反覆次數會很辛苦，其他部分都沒有用盡全力，或根本是由重量帶著身體做動作。哈特菲爾德建議每一下反覆次數的動作全程都要用盡全力。

$F=ma$：力量等於質量乘以加速度。在一定的範圍內，你可以透過加速度來控制特定重量。哈特菲爾德博士透過補償性加速度訓練（CAT），成為史上第一個做到 1,000 磅深蹲的人。他曾說過：「本來需要經過四次訓練才能達到的效果，如果使用補償性加速度訓練，只要一次就能做到」。哈特菲爾德博士訓練過很多名菁英健力、足球、與籃球等選手，訓練效果都非常好。

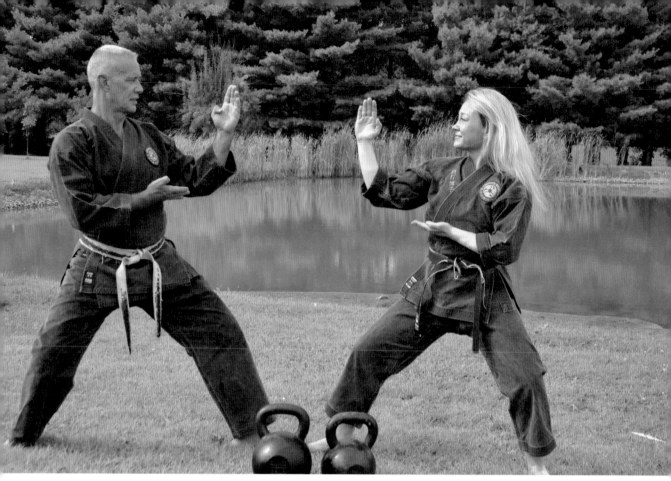

蓋瑞‧謬希克（Gary Music）與蕾內塔‧謬希克（Reneta Music）。他們都是 SFG 隊長。
蓋瑞是首里手拳法 8 段的宗師級教官，而蕾內塔則是 5 段黑帶的教官。

「在一定的範圍內，
你可以透過加速度來控制特定重量」。

哈特菲爾德博士認為，以爆發性的方式執行動作，也能有效提升心血管健康。
他特別指出應用爆發式、有節奏的方式執行動作，而每一下反覆次數之間則放
鬆休息。哈特菲爾德博士曾說：「每一下反覆次數都應用盡全力，用最大肌肉
收縮對抗較小的阻力，因此可以做到很多下反覆次數。」

聽起來很熟悉對吧？

硬派訓練的減脂效果也非常好。曾經有實驗比較相同動作分別以爆發和非爆發
方式執行，發現前者燃燒的熱量更多。丹‧約翰指出：「從身體運用能量的面
向來看，壺鈴擺盪比較沒有效率，因此可以燃燒更多脂肪；而騎自行車較有效率，
所以肥胖的人可以一直騎都不用停。」

「硬派的核心精神，就是用盡全力、毫不保留。」

沒錯，高反覆次數搭配較低的爆發力或重量，也可以燃燒相同的熱量……但是何必如此呢？

著名經濟學家彌爾頓・傅利曼（Milton Friedman）曾經在某一個受蘇聯經濟政策影響的國家，參觀當地的建築工地。當時是 1960 年代，傅利曼到現場的時候非常震驚，因為他只看到鏟子，沒有看到任何機器設備，於是他就問帶領他參觀的政府官員。

官員沾沾自喜地回答：「你不懂啦，這是我們工作計畫的一部分。」

傅利曼教授笑著說：「哦，我還以為你們要蓋運河。如果只是工作而已，那你們應該給這些工人湯匙才對，不應該給他們鏟子。」

越硬越好

大家都想讓漸進式阻力訓練越來越輕鬆；我們卻想讓訓練越來越硬
——馬諦·蓋拉格

不管使用壺鈴還是其他訓練方法，多數訓練者都會用自己感到最舒服的速度來做動作，也就是利用重量引導動作，讓過程變得很輕鬆，所以他們在做壺鈴擺盪的時候就會顯得軟弱無力、做起立的時候則會使用過快的動作節奏。如果你想得到最佳的訓練效果，就必須完全避免這個狀況。

只需要一顆適當大小的壺鈴，你就能練出最強大的爆發力；你根本不需要更重的壺鈴，也不需要更多的反覆次數、疲勞，只要使用更多的爆發力即可。

「你根本不需要更重的壺鈴，也不需要更多的反覆次數、疲勞，只要使用更多的爆發力即可。」

我們的 SFG 指導員曾經在幾乎 10 倍重力的情況下，用一顆 24 公斤的壺鈴做壺鈴擺盪。此時壺鈴的重量會超過 500 磅，而當時布蘭登·赫茲勒（Brandon Hetzler）則在旁計時。你只需要用力執行擺盪就好，除了加速計上的數字以外，其他數字都不重要。

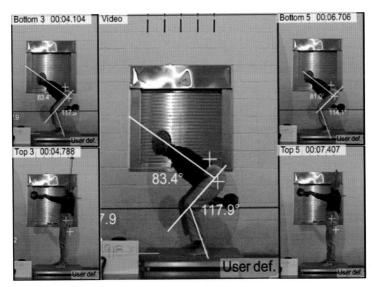

「小口徑、高速度。」

如果以武術來比喻，壺鈴擺盪可以說是打擊（tameshiwari），也就是把木板或磚頭擊碎；而起立則像是型（kata），也就是一系列的招式套路。

換句話說，壺鈴擺盪屬於陽性動作，起立則屬於陰性動作；所以壺鈴擺盪要快、起立則要慢。

「壺鈴擺盪要刻意做快；起立則要刻意做慢。」

資深 SFG 指導員馬克・鄭博士（Dr. Mark Cheng）曾說，要用「太極的速度」來做起立。格雷・庫克也說過，如果你無法以緩慢的速度執行非彈震式動作，就表示「你一定有什麼地方沒做好。」

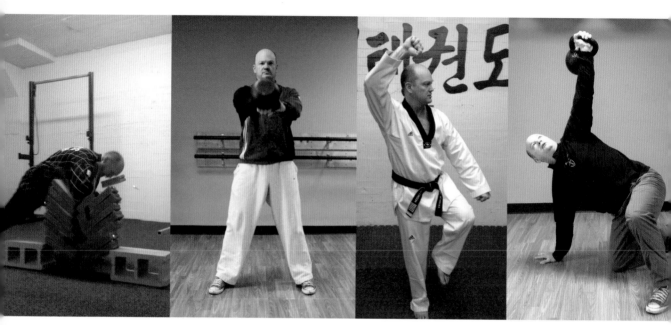

SFG 教官暨跆拳道大師喬恩．恩古姆（Jon Engum）示範壺鈴擺盪和與起立相對應的武術動作。

「如果你無法以緩慢的速度執行非彈震式動作，就表示『你一定有什麼地方沒做好。』」

以下是空手道大師戈蘭．包威爾（Goran Powell）從他師父身上學到關於招式練習的心得，請仔細閱讀，並應用在你的起立練習中：

「有一天晚上，克里斯．羅文（Chris Rowen）師父示範一個招式，先用陰柔的方式，再用剛柔並濟的方式。示範陰柔招式的時候，師父每一個動作的速度都很適中，身體也完全放鬆。他舉起一隻腳準備踢的時候，我注意到一個很小的晃動，一個幾乎察覺不到的晃動。師父稍微把身子壓低，讓重心更穩，而在這一小段時間裡，他的身體幾乎完全靜止，隨後他把腳踢了出去，再繼續做動作。

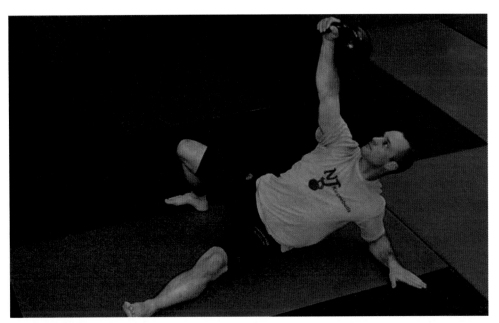

SFG 隊長暨霹靂小組成員與綜合格鬥選手榮恩・法靈頓（Ron Farrington）示範在起立的每個階段都暫停 10 秒以上。

師父接著以剛柔並濟的方式來示範相同的招式，這次他完全沒有晃動，而我明白背後的原因。師父之所以先用很慢的速度來做動作，是為了刻意凸顯平衡感上的小瑕疵，並適時修正，讓身體得以更準確執行動作。後來在加速的時候，師父身體的平衡已經過調整、近乎完美，實在令人佩服。

如果你總是用很硬、很快的方式來執行招式，確實可以用大吼和爆發力來掩蓋動作的缺陷，但這樣根本就是掩耳盜鈴。如果你可以在全身沒有張力的情況下，慢慢執行一個招式，就能更專注在自己的缺點上，並專心修正。這時候如果你再把速度加快，你的動作就會比之前自然且有效得多。」

硬派慣性的祕密

良好的出拳技巧就和開槍一樣，槍管內部發生爆炸以後，子彈就會自己飛出去、並且會自動加速，不需要再額外給予力量

——戈蘭・包威爾（Goran Powell）在《Waking Dragons》一書中寫道。

越硬越好這句話，其實也有程度上的限制。

壺鈴擺盪和出拳這種彈震式動作很有趣：你表現最好的時候，通常不會是你用盡全力的時候。

「你使用的爆發力越多，不代表速度會越快。」

使用 100% 的努力，通常會讓肌肉產生大量張力，發揮出類似煞車的效果。因此，弗來德米爾・沃科夫教授（Prof. Vladimir Volkov）等頂尖俄羅斯科學家都認為，如果要達到最大的爆發力，努力程度應該在 95% 以內。

有時候甚至要更少。尼古拉・奧佐林教授（Prof. Nikolay Ozolin）說：

「為了讓運動員學會以主觀方式評估兩種運動模式在同一項運動帶來的感受差異，最大努力與接近最大努力兩種方法的效果非常好，因為運動員的感受和主

「使用 100% 的努力，通常會讓肌肉產生大量張力，發揮出類似煞車的效果。」

觀評估會出現很大的對比。

舉例來說，我們先讓一名衝刺選手在沒有太大張力、只使用 85 至 90% 努力的情況下跑 30 公尺；然後在他不知道花費時間的情況下，請他再用全力跑一次。兩次都跑完以後，運動員才會知道自己的花費多少時間，而通常第一次的數字都比較漂亮。」

因此，我們建議每天的 S&S 訓練中，使用大約 90% 的努力來執行壺鈴擺盪，才能發揮出最大的功效。

執行或練習 5 分鐘壺鈴擺盪測試的時候，大約使用 80% 的努力就夠了，這時候省下一點點爆發力，可以換取大量的耐力；稍微將馬力降低一些，能量消耗和恢復所需時間都將大幅下降。舉例來說，用 95% 的速度衝刺 100 公尺所花費的能量，大概只需要全力衝刺的 80%；而若用 90% 的速度，大約只需要 65% 的能量。

我在訓練軍警消人員的時候，會教他們「百分比訓練」。我會請一名隊員拿著盾牌，另一名隊員攻擊他，可以出拳、出腳，或以任何擅長的方式攻擊。我告訴攻擊的人要盡全力打個幾下，並讓他的訓練夥伴記下每一次攻擊的爆發力。這就是百分比訓練的概念。

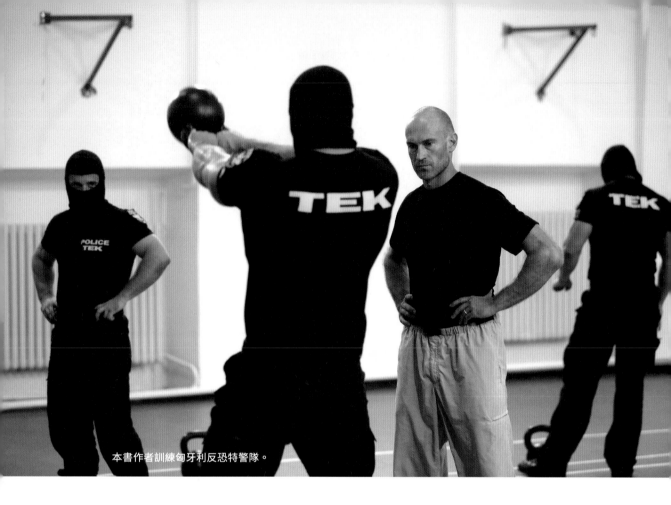

本書作者訓練匈牙利反恐特警隊。

我示範一些俄羅斯式的放鬆動作給這名攻擊的隊員看，這些動作看起來很像把手上的水甩掉。接著我跟他說我會指示他以特定的努力百分比來執行每次的攻擊，例如 50%、80% 等等。我還特別跟他說，這些百分比指的是用力程度，而不是速度或動作完成度；也就是攻擊速度要和平常一樣，而且要確實打到目標，不是只有點到為止。

我請這名隊員攻擊十幾次，並選擇隨機的位置攻擊，用力程度從一下是 50%、一下 80%、一下 90%、一下又回到 50%⋯⋯並提醒他在每次攻擊後都要甩甩四肢來放鬆。然後，我請那位拿盾牌的隊員告訴我哪一次攻擊的力量最大，而幾乎毫無例外的是，經驗豐富的隊員在使用 80% 至 90% 之間的努力時，發揮出的力量最大；而其實也只需要 50% 的努力，就足以造成對方嚴重傷害。

「要在壺鈴擺盪中達到最大的爆發力，建議大約使用 90% 的努力。」

「追求效率不代表軟弱。」

布萊特・瓊斯解釋如何將這種武術技巧應用在壺鈴擺盪上，他用刻度從 1 至 10 的音量鍵來比喻：

「我們必須試著調整音量鍵，才能找到我們最喜歡的設定。要怎麼做呢？執行雙手壺鈴擺盪幾下以後，請開始將你的努力程度想像為音量大小。你可以在心中大聲喊出『2 號』，然後試著在接下來的反覆次數達到 2 號的努力程度。

接下來的反覆次數可以大聲喊出 9 號，然後試著拿到 9 號的努力程度；下一下 4 號、然後 8 號、然後再回到 3 號。持續嘗試音量鍵上的各個位置，然後注意哪一個位置會得到最佳設定。所謂最佳設定的意思是『完美的』壺鈴擺盪，乾淨俐落、強而有力、動作效率極佳。」

你也可以改變每一組的「音量」設定，例如用 32 公斤的壺鈴做 10 組，每組的強度分別是 50%、60%、70%、80%、90%、80%、50%、70%、80%。

布萊特也說：

「效率也是運動技術的一種，但追求效率不代表軟弱，或者說不一定代表軟弱。優秀的拳擊選手在出拳時會使出該有的力量，同時也能維持足夠的續航力，因

「抑制壺鈴擺盪的爆發力，
訓練效果會大打折扣。」

為他有辦法調控努力程度，不會因為一次又一次的最大努力而力竭。

雖然拳擊選手絕對有辦法使出最大努力，但只有在需要的時候才會用。壺鈴擺盪就不一樣了，我可以把音量調到 10 或 2，但在擺盪的動作底部仍然做好吸氣與核心準備，同時夾緊臀部、維持穩定，然後在往上的過程中仍然將能量向上傳遞，並完成乾淨俐落的髖屈伸。這就是以運動的角度平衡張力與放鬆的精髓。」

總而言之，練習 5 分鐘壺鈴擺盪測試或任何反覆性高爆發力動作時，將努力程度降至 80% 左右，這樣爆發力其實只會下降一點，而且只有你自己會注意到，別人根本看不出來。如果你和布蘭登・赫茲勒一樣要用較輕的壺鈴進行不停下來的擺盪驟死賽，只要使用 50% 左右的努力就好。

不過在標準 S&S 的訓練日中，以說話測試來決定休息時間就是底線。你必須使用 90% 以上的努力程度，因為稍微放鬆就會使代謝過程與後續適應的效果大幅下降。

我再說一次：抑制壺鈴擺盪的爆發力，訓練效果會大打折扣。總共只有 10 組 10 下，又有說話測試這個寬鬆的休息標準，你沒有藉口不使用該有的努力。

「硬派慣性並非放慢動作或減弱肌肉收縮，而是限制持續時間。」

在彈震式動作中維持續航力的另一個方法，是盡可能快速使出力量然後趁機休息。以下是戴夫・勞瑞（Dave Lowry）在《黑帶雜誌》（Black Belt）中「空手道方法」（Karate Way）專欄發表的文字，值得讓你當作壺鈴擺盪訓練的長期目標：

「請想像你做空手道逆擊的影片被分成 10 段。你在哪一段會開始繃緊肌肉，讓你的攻擊確實達到效果呢？新學員會在動作開始時就繃緊肌肉，他對自己的動作會有很強的意識，並試著記得每一個技術細節，但他會把肌肉繃緊、榨出能量後很長一段時間，才打到目標；而較進階的選手則會在第 7 段或第 8 段的時候才開始用力；更高階的選手會在第 10 段，也就是最後一刻才開始用力；而真正的大師則更進一步，在第 10 段開始時還是保持放鬆，要到第 10 段的最後才開始用力。」

空手道把這個能力稱為「將慣性轉變成純熟的技巧」。請注意，這裡所謂的「慣性」並非放慢動作或減弱肌肉收縮，而是限制持續時間，這是硬派訓練中很重要的成分。

本身很強壯的人，執行硬派慣性才會有效。研究顯示，若要產生相同的力量，越強壯的肌肉所需的收縮越少。這點聽起來是廢話，但意義深遠。非常強壯的 50% 還是很強壯，但虛弱的 50% 則根本不值一提。

關鍵是速度的持續時間

一旦動作速度減慢，也就是一組中每一下動作的速度都不一樣的時候，你就玩完了。
──傑夫・諾伊佩特（Geoff Neupert）

做壺鈴擺盪的時候，絕對不能讓壺鈴的速度慢下來，即使目標是訓練體能、甚至是動作練習也一樣。

效果最差、最累人、又最容易受傷的阻力訓練方式，就是高反覆的半掙扎訓練，像是反覆次數很多的伏地挺身或自身體重深蹲中，姿勢很醜的最後那幾下。

「高反覆的半掙扎訓練很危險，而且效果很差。」

古巴籍教練阿方素・杜蘭（Alfonso Duran）曾經在傑夫・諾伊佩特這名舉重選手還年輕的時候告訴他，執行一組訓練時，要在動作慢下來之前就先停下來。在諾伊佩特接下來的選手生涯中，他發現每次受傷或過度訓練，都是因為沒有聽從杜蘭教練的建議。因此諾伊佩特在 SFG 擔任教官的這幾年，一直強調不要讓速度變慢。永遠不要。想知道為什麼，你必須先對肌纖維有些認識。

肌纖維有三種主要型態：I 型、 IIA 型、和 IIX 型。

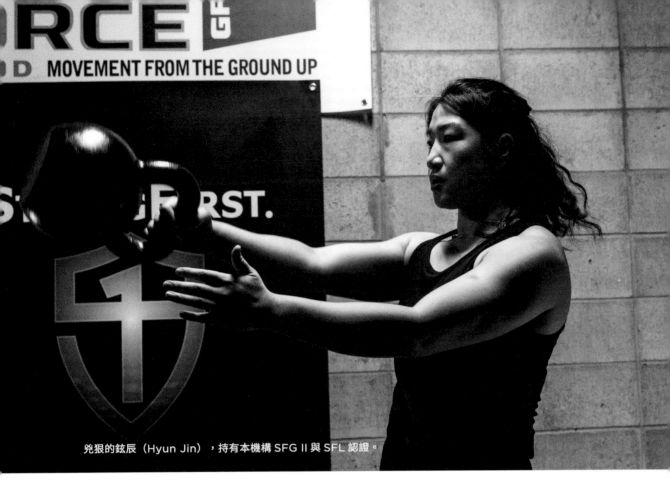

兇狠的鉉辰（Hyun Jin），持有本機構 SFG II 與 SFL 認證。

I 型肌纖維是慢縮肌纖維，體積小、速度慢、力量弱，但是非常持久，是馬拉松選手特別發達的肌纖維型態。

IIX 型肌纖維很大、力量很大，但是在幾下動作後就會沒力，是舉重選手特別發達的肌纖維型態。

介於中間的 IIA 型肌纖維，是你想產生很大力量、並維持一段時間時最重要的肌纖維型態，也是格鬥選手特別發達的型態。

我們 S&S 壺鈴訓練計畫就是要針對格鬥選手的肌纖維來訓練。

如果你的動作變慢，就代表 IIA 型肌纖維已經差不多了，現在是由 I 型肌纖維主導動作。這是一個壞消息，原因如下：

首先，你訓練的不再是爆發力。

「就算你能出 1,000 拳，
如果沒有一拳能擊倒你的小妹，根本就沒有用。」

第二，你也訓練不到爆發耐力。尼古拉・奧佐林教授將耐力定義為「以特定強度長時間執行動作的能力，以及對抗疲勞，並在訓練中和訓練後有效恢復的能力。」

我要特別強調的是「以特定強度」。就算你能出 1,000 拳，如果沒有一拳能擊倒你的小妹，根本就沒有用。

而這剛好也是你在執行 S&S 計畫時，要掌握無計時單純肌力後，才能開始進行計時測試的理由。史帝夫・巴卡利說得很直接：「不必擔心肌耐力，因為你根本沒有肌力。」

「不必擔心肌耐力，因為你根本沒有肌力。」

第三，你會更容易受傷。查德・華特布里博士（Dr. Chad Waterbury）多年來一直是彈震式訓練的先驅，他提供了一個很棒的比喻：

「假設你的卡車現在掉進水溝，然後你可以請 10 個人幫你把卡車拉出來。如果你只讓 3 個人拉，其中 1 人就很可能受傷，因為他們每個人所需使用的力量，會遠遠大於 10 人同時拉的情況。

運動單位徵召就是這個概念。如果你可以徵召所有的運動單位並把肌肉緊繃降到最低，就完全沒有理由執行徵召較少運動單位的慢速動作。」

第四，慢縮肌纖維承受壓力後會很容易痙攣，受傷風險大幅增加，會影響你的訓練和生活品質。有趣的是，慢縮肌纖維比例較高的肌肉，常常位於身體較深的位置，更接近骨骼；而任何肌肉內的慢縮肌纖維也都位於肌肉中較深的位置。瞭解這兩個特性之後，應該不難想像，為何使用滾筒很難把肌肉中糾結的點推開，因為很難觸及到這些地方。所以最好的解決方法，就是一開始就不要讓這些部位受到太大壓力。

第五，諾伊佩特曾說，動作中放慢速度來增加張力，會讓整個身體系統的負擔過大，影響恢復和進步。

這五個原因，應該足以說服你要注意運動紀律，並且在擺盪即將慢下來的時候，遠在任何部位疲勞之前，就停止動作。這樣也許感覺很像放棄，但其實不是。這時候的意志力是拿來維持高爆發力輸出用的，而不是一味持續動作。

和維持高速度一樣重要的是，每一下動作結束時都要以爆發的方式將臀部和腹部收緊。以稍微誇張的方式收緊臀部，不僅可以讓攻擊和硬舉的能力大幅提升，也能保護髖關節和脊椎。收緊腹部也一樣重要，若在壺鈴擺盪的動作頂部無法收緊臀部和腹部，不僅會讓爆發力減弱，更會威脅到脊椎。

你也要注意呼吸。如果已經無法維持硬派的呼吸節奏（壺鈴往下時吸氣、往上時吐氣），或呼吸已變得不規律，就請結束這組動作。

執行計時壺鈴擺盪、5 分鐘測試、或達到巔峰表現時請記得這點。要從壺鈴擺盪訓練中，以安全的方式得到最佳訓練效果，就是把每一組動作當成速度耐力訓練。你的目標應該是在維持高速度的前提下盡可能持久，不要不計代價一味擺盪。

「你的目標應該是在維持高速度的前提下盡可能持久，不要不計代價一味擺盪。」

完美呼吸的訣竅

掌握呼吸以後，沒人有辦法偷走你的安定
──無名氏

對表現與健康影響最深遠的因素就是呼吸，深遠程度比多數專業教練想像的更大。將氧氣運送到細胞中，只是呼吸的一小部分而已。神奇的是，在現代科學家瞭解並證實呼吸技巧之前好幾百年，武術家早已發展出最先進的呼吸技巧。

「……將氧氣運送到細胞中，只是呼吸的一小部分而已。」

安德烈・科徹爾金（Andrey Kochergin）是俄羅斯特種部隊資深隊員，也是全接觸空手道大師。他喜歡以亞洲人用的術語來區分呼吸和肌肉收縮的各種型態。科徹爾金說，在搏擊、扭打、腳步移動、還有格檔的時候使用的呼吸屬於陰呼吸。陰呼吸是穩定且均勻的呼吸法，特色是發力時會從橫膈膜用力吐氣。我們在執行起立時所使用的呼吸法正是陰呼吸。

在攻擊或其他爆發式動作時使用的呼吸法，稱為陽呼吸。科徹爾金說：「要以最大張力來執行一次強而有力的吐氣，而如果要更專注，最好可以同時大叫出來。在陽吐氣的最後會有一段停止呼吸的時間，在攻擊必須立即專注的時候非

「恢復的呼吸技巧，
和用力的呼吸技巧同等重要。」

常重要，但不適合在角力等長時間用力時使用。」這種呼吸適合硬派風格的壺鈴擺盪。

但是這種「爆發式呼吸」的重點不只在於格鬥精神而已，畢竟你不需要威嚇壺鈴。超過半世紀以前，前蘇聯的科學家就發現，讓腹腔內部加壓會自動且大幅提升肌肉收縮的力量，同時腹肌也會得到很好的訓練效果。StrongFirst 裡有很多運動員多年來從沒做過腹肌訓練動作，但都有非常精實的六塊肌。

我們在 StrongFirst 將陰呼吸稱為「盾牌下呼吸」，並將陽呼吸稱為「爆發式呼吸」。

壺鈴擺盪時的爆發力呼吸會結合一種俄羅斯特別的呼吸技巧：分段式呼吸。用力將壺鈴往上擺盪然後壺鈴開始下降時，透過鼻腔用力呼吸兩次，把氣灌進腹部。分段式呼吸的目的是將更多的氧氣帶入肺部，並讓肺部有更多時間吸收氧氣。

這種呼吸要非常大力，讓鼻孔都貼在一起，好像去做整形手術一樣。

恢復的呼吸技巧，和用力的呼吸技巧同等重要。

「用誇張一點的方式來說，就是要完全將肺部的空氣排出。」

每次很用力的動作結束以後，空手道運動員都會面無表情地站著，並執行深層腹式呼吸。我壺鈴學院裡的資深教練羅伯．羅倫斯進一步解釋這個古老的技巧：

「學空手道的時候，常常有人跟我們說要冷靜地呼吸，但從來沒人告訴我們怎麼做。這種呼吸背後的關鍵就是計時呼吸，也就是控制呼吸節奏的技巧。

先做一組動作，然後根據你做的反覆次數來決定呼吸次數，接著再做下一組。你會很快發現，最好的辦法就是盡可能將呼吸放慢、盡可能吸入最多的空氣、並增加組間休息時間。如果你很著急、呼吸又很快，組間休息通常就會減少，然後你很快就會不行。另一方面，過程中唯一的計時指標就是你的呼吸，而你要做的就是盡可能『作弊』，也就是盡量拉長每次的呼吸時間，同時增加組間休息時間。」

這種呼吸方法不僅讓你的身體恢復更快，也能減輕你的心理壓力。我們在特種部隊進行壺鈴教練培訓課程的最後一天，都會讓學生帶著沒有壺鈴訓練經驗的隊員練習並訓練一個動作。我們從來沒有規定是哪一種動作，但幾乎所有人都會做勞倫斯的呼吸計時法。看來專業的戰士都知道戰鬥時控制壓力很重要，也能很快體會這種呼吸技巧的價值。

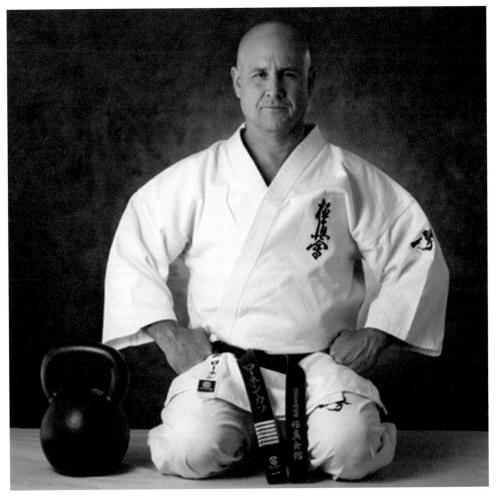

「極真空手道 6 段黑帶的資深 SFG 羅南・卡茲（Ronen Katz）師承大山倍達（Sosai Mas Oyama）。
羅南也曾旅居印度 20 年的時間「學習古代瑜伽技巧，讓呼吸、專注、放鬆、心理穩定等更上一層樓。」

標準 S&S 計畫中並不包含詳細計算呼吸時間，但我們希望你具備的心態是：訓練中採用基本的說話測試時，盡可能將恢復呼吸放慢。

用誇張一點的方式來說，就是要完全將肺部的空氣排出。這種方法在計時訓練或測試的時候會非常好用。

說話測試的時候都要用鼻子吸氣，而如果你可以的話，在計時訓練時也盡量用鼻子吸氣。計時訓練時你雖然無法慢慢呼吸，但維持深呼吸是無論如何不能妥協的原則。

死了都要練

最接近打鬥卻又不出拳的動作，就是高反覆的彈震式壺鈴動作
──某位聯邦反恐特警組員

俄羅斯有一句話叫做「死了都要練」，很多人常常拿來跟美國人講的「不練就會死」來比較。俄羅斯人會開玩笑說，美國人只要感覺到很辛苦就會退出，但俄羅斯人連死掉都不是不練的藉口。

這些當然是玩笑話，但平常「按表操課」訓練的你，總有用盡全力訓練或測試的時候。

目前為止，如果你要測試自己的能耐和取得一些很棒的適應，大概都會選擇不用壺鈴的選項，例如背著很重的背包跑上坡等等。現在你已變得更強壯，女生可以用 24 公斤做單手壺鈴擺盪、男生則可以用 32 公斤，你已經有能力挑戰壺鈴擺盪的極限，也就是壺鈴擺盪五分鐘測試。

有時間限制的訓練會使用大量的糖解能量系統，但如果訓練劑量適度，體內輕微的酸中毒反而可以成為非常強效的藥物，讓你先前訓練的效果變得更好。

但是請記住，不要花太多心思在「高強度間歇訓練」這種東西上，也不要把這種本該是小菜的東西當成主食。

「不要花太多心思在『高強度間歇訓練』這種東西上，也不要把這種本該是小菜的東西當成主食。」

史蒂芬・賽勒（Stephen Seiler）與艾斯普恩・特內森（Espen Tønnessen）博士曾完整研究越野滑雪、划船等各種頂尖耐力選手的訓練負荷。他們表示：

「最近有大量研究探討間歇訓練與各種健康、復健、與運動表現指標的關係，導致有人誤以為這種訓練模式是科學家最近才研發出來的訓練良藥，其實這也情有可原。不過運動員執行間歇訓練至少已經有 60 年的歷史。菁英耐力運動員 80% 以上的訓練會明顯低於他們的乳酸閾值，而且他們使用高強度間歇訓練的頻率更是少得令人訝異。」

因此，建議你每週超越這個閾值（無法通過說話測試）一次就好。這樣一來，你的訓練就會有 25% 至 33% 會達到這個強度，比上述提到的菁英運動員還高，但比健身產業大師們提倡的 100% 少多了。

「建議你每週超越這個閾值（無法通過說話測試）一次就好。」

當週安排降負荷訓練或過於忙碌的話，建議直接跳過「死了都要練」的訓練，用更重的壺鈴來執行標準的說話測試標準訓練就好。

「最有效的方法則是累積儲備肌力。」

關鍵注意事項：執行計時訓練的時候，要用比較輕的重量，也就是「S-」和「G-」。

要用特定重量在 5 分鐘內做到 10 組 10 下有很多方法。

最多人使用的方法，就是以壓縮休息時間來提升乳酸耐受能力，同時用你的目標重量來訓練擺盪。

但是最有效的方法則是累積儲備肌力。肌力提升以後，一切會變得更輕鬆，本來設定的 5 分鐘目標重量也會感覺變輕。帕維爾·馬希克回憶道：「我主要以 40 公斤來訓練的時候，32 公斤的感覺就像 24 公斤，我隨時都能以 32 公斤完成 5 分鐘的單純測試」。

這種做法的額外好處，就是可以避免你下意識減弱爆發力輸出，同時讓你準備好在最大爆發力或使用說話測試的標準訓練日中，使用更大的重量。以較輕的重量來執行計時挑戰，將有助於讓你達到這兩個目標。

因此，週五使用的重量，要比平常說話測試標準訓練少一個等級，也就是女生

要使用輕 4 公斤的壺鈴、男生則要輕 8 公斤。

也就是說,在計時測試的週五,你同個動作只會使用相同重量的壺鈴,不像說話測試的標準訓練,會使用不同的重量。

舉例來說,壺鈴女性在平常的說話測試標準壺鈴訓練中,會使用 24 公斤(S)和 28 公斤(S+)兩個重量,而週五則會使用 20 公斤(S-)。直到她能夠用 28 公斤完成 10 組訓練以後,才會開始在週五使用 24 公斤。

再舉一個例子,壺鈴男性在平常的說話測試標準起立訓練中,會使用 32 公斤(G)和 40 公斤(G+)兩個重量,而週五則會使用 24 公斤(G-)。直到他能夠用 40 公斤完成所有訓練組以後,才會開始在週五使用 32 公斤。

如果你可以在 10 分鐘內,完成 5 分鐘 100 下壺鈴擺盪、每手各 5 下起立,組間休息 1 分鐘,但還沒辦法在說話測試標準訓練日使用更大的重量怎麼辦?

建議還是遵守上述的指示,先不要在週五增加重量。要有耐心,試著完全掌握你現在可以使用的重量。

那如果你已經在說話測試的標準訓練中,能夠在每一組都使用較重的重量,但

「訓練者最常犯的錯誤，就是壺鈴沒有擺盪到胸口的高度，另一個則是沒有使用足夠的爆發力。

還沒辦法達到計時訓練的標準怎麼辦？

不太可能。就算真的發生，也還是建議遵循上述增加重量的建議，最終你會跟上的。

必須強調的是，即使你每週五的訓練強度都會超過乳酸閾值，達到非常辛苦的訓練，不代表每一週都要做到「死了都要練」。可以在每週五的訓練組中穿插不一樣的訓練強度與組間休息，而且所謂「辛苦」，也不一定要用盡全力。

就算要在某次訓練盡全力，也不要為了達到時間限制而犧牲動作品質。以下是絕對不允許發生的狀況：

🔔 執行壺鈴擺盪時失去速度或爆發力

🔔 犧牲動作技巧

🔔 訓練或休息時喘不過氣來

🔔 執行訓練組時改變呼吸模式

請視情況調整組間休息時間。

請確認每一下動作都符合技術標準，並徹底檢視你的動作。單純與兇狠計畫訓練者最常犯的錯誤，就是壺鈴沒有擺盪到胸口的高度。

另一個常見錯誤，是沒有使用足夠的爆發力，和忘記達到硬派的要求。請將硬派慣性的概念牢記於心，並將你的「音量鍵」維持在 80% 以上。

將壺鈴放到地面以後，請控制你想喘氣的衝動。深呼吸，試著將空氣從肺的底部清空，然後再次填滿。幫你自己一個忙，請在第一組結束後，你還不覺得有需要的時候，就開始使用這種呼吸。

「將壺鈴放到地面以後，
請控制你想喘氣的衝動。」

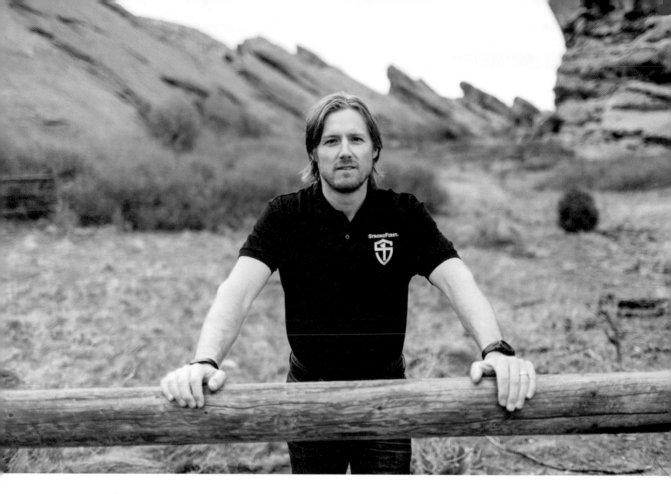

「帕維爾,我曾經在一些神奇的地方執行過你的訓練計畫,包括戰場、滑雪道、高山、以及高緯度的偏遠地區。

我在 2005 年入伍前,曾試過你在『俄羅斯壺鈴挑戰(Russian Kettlebell Challenge)』中提到的『控制與彈震(grinds and ballistics)』訓練計畫,真是令我大開眼界,我從來都不知道自己可以在有負重(盔甲)的情況下,還能如此行動自如。後來我在 2006 年時執行了『進入壺鈴世界(Enter the Kettlebell)』的『成年禮(Rite of Passage)』計畫!我更喜歡這個訓練計畫,因為只有兩個動作。當時執行時有些問題,現在想想真是不應該。

2007 至 2009 年之間,除了跟隨部隊執行任務以外,我還爬了酋長巖、丹奈利峰、以及阿空加瓜山。我當時想要在肌肉量不變的情況下維持甚至提升肌力,因此我在成年禮計畫中做了一些微調(肩推的重量提升、訓練量減少;壺鈴擺盪的重量提升、反覆次數減少),讓我爆發力和體重的比例直線上升。

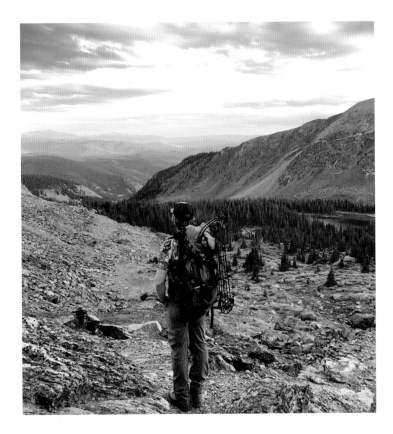

後來，也就是我最近因傷退伍以後，我就開始執行單純與兇狠計畫。我還沒完成兇狠訓練計畫，但我真的非常喜歡。你所有的訓練計畫都一樣，很單純……但絕不簡單；很有效……但不會太難。目前為止，我歷經風霜的身體還沒辦法連續好幾天都滑雪；但完成單純訓練計畫以後，我至少可以連續兩三天滑雪，身體都不會有任何疼痛。我又再一次隨時準備好要登山了！」

──SFG 成員，美國海豹部隊資深隊員艾瑞克・弗洛哈特（Eric Frohardt）

單純與兇狠計畫總結

他覺得事情應該不會變得更糟，但這更顯示了他的無知
——羅伯特·謝克里（Robert Sheckley）於《選項》（*Options*）一書中寫道。

完成無計時的單純計畫以後，你的訓練已經更上一層樓，不過除非有特別說明，否則先前的指示仍然適用。

1. 反覆練習
請將本書一讀再讀，你會不斷發現新的小細節，同時讓技巧變得更好。

納希姆·尼可拉斯·塔雷伯在《不對稱陷阱》（*Skin in the Game*）一書中寫道：「……學習的根本就是反覆練習……也就是比起兩段文字都只讀一次，同一段文字讀兩次的好處更多……」

2. 排程
請將訓練頻率降為每週 3 或 4 次。你可以選擇：

週一	週二	週三	週四	週五	週六	週日
✕		✕		✕		
✕	✕		✕	✕		

如果不需要，你可以不做壺鈴繞肩和橋式。如果髖關節活動沒問題，也可以將酒杯式深蹲伸展減為1組，剩下 2 組則用更重的壺鈴來執行，或在底部暫停，不需要左右移動伸展。你的目標，是讓不左右伸展的暫停酒杯式深蹲的重量與單手壺鈴擺盪一樣。

3. 計時測試的訓練

週五請使用較輕的壺鈴「S-」（單手壺鈴擺盪）和「G-」，並大概使用 80% 的努力程度來做壺鈴擺盪。休息時間要比使用說話測試時少一些，建議偶爾使用計時器。

以下是絕對不允許發生的狀況：

🔔 執行壺鈴擺盪時失去速度或爆發力

🔔 犧牲動作技巧

🔔 訓練或休息時喘不過氣來

🔔 執行訓練組時改變呼吸模式

請視情況調整組間休息時間。

每週的訓練強度和組間休息可以視情況調整。當週安排降負荷訓練或過於忙碌的話，建議直接跳過「死了都要練」的訓練。

這種訓練模式將取代你一直以來執行的非特定「震盪」，直到你完成無計時單純訓練為止。

4. 降負荷

降負荷：連續幾週的時間使用較小重量的壺鈴，然後在以下任何狀況發生時再換回原本的壺鈴：

進步停滯

一段時間未執行 S&S 計畫

你的身體、心理、情緒壓力很大。

5. 練到強壯為止

單純目標	女性	男性
5 分鐘內做 10 組 總共 100 下單手壺鈴擺盪（雙手加起來）	24 公斤	32 公斤
做完壺鈴擺盪並休息 1 分鐘後 10 分鐘內雙手各做 5 下起立（1 組）	16 公斤	32 公斤

兇狠挑戰	女性	男性
5 分鐘內做 10 組 總共 100 下單手壺鈴擺盪（雙手加起來）	32 公斤	48 公斤
做完壺鈴擺盪並休息 1 分鐘後 10 分鐘內雙手各做 5 下起立（1 組）	24 公斤	48 公斤

還想更兇？

人類發現了鐵，反而為自己帶來痛苦
——希羅多德（Herodotus）

耐著性子完成無計時單純計畫以後，只要你能夠遵循以上幾頁的指示，相信很快就能達到單純計時目標。

至於兇狠嘛……多數人只要肯努力、有耐心，都很有可能完成單純目標，但能完成兇狠訓練計畫的人不多。不過還好，多數人一輩子都不需要達到兇狠等級的肌力與體能。

「多數人只要肯努力、有耐心，都很有可能完成單純目標，但能完成兇狠訓練計畫的人不多。」

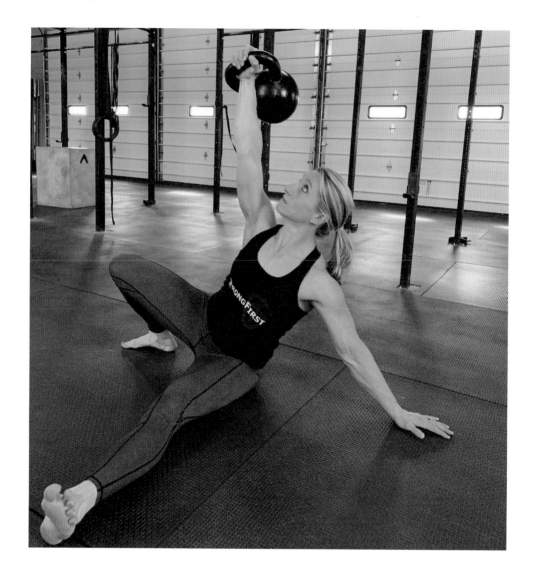

「StrongFirst 菁英教練萊希・布蘭德斯（Lacie Brandts）在從單純進階到兇狠的路上，得到了一些意想不到的結果：

🏋 我的硬舉最高紀錄從 275 磅進步到 300 磅

🏋 我兩邊的單手壺鈴肩推都從 20 公斤進步到 24 公斤

🏋 我的自身體重引體向上從 6 下進步到 10 下

🏋 我的負重引體向上從 8 公斤進步到 14 公斤。」

兇狠並不是本書的目標，而是提供給少數讀者的挑戰。如果你真的要爬上這座陡峭的高山，主要有三條路可以選擇。

第一：持續遵循單純計畫的指示。

第二：花時間精進你的壺鈴動作技巧。最好的辦法是努力訓練，完成身心挑戰程度都很高的 SFG 壺鈴指導員認證。

精進壺鈴抓舉、肩推、雙壺鈴上膊、雙壺鈴前蹲舉的技巧，並讓這些動作變得更強，最後再繼續往兇狠之路邁進。

你會發現，再次回到壺鈴擺盪和起立的訓練後，你新練成的技巧和肌力，將讓你的運動表現大幅提升。

第三：稍微繞個遠路，提升你槓鈴訓練動作的肌力。將硬舉、肩推、以及深蹲（前抱式深蹲或前蹲）練得更強。如果你可以做到 500 磅的硬舉，106 磅的壺鈴對你來說根本就會是玩具。

花一兩年執行第二或第三個選項以後，你可以強勢回歸執行壺鈴擺盪和起立，並使用更細膩的訓練計畫，例如強壯耐力（Strong Endurance）以及計畫強壯（Plan Strong）。少了點單純，多了些兇狠。

如果你決定只要單純就好，不追求兇狠呢？

掌握單純訓練以後，維持你的訓練成果將相當容易，只需要每週執行 2 次以說話測試為基礎的訓練，並每 3 週做一次較大重量即可。你應該為自己感到驕傲，因為你已經達到多數人一輩子無法獲得的全方位體能，而且你花費的時間非常少。

不過如果可以，還是建議你在達到上述成就以後，持續追求肌力方面的更多可能。StrongFirst 提供三條通往卓越肌力的道路：壺鈴、槓鈴、以及自身體重。請參考我們的網站，你會發現還有非常多既有挑戰性又有成就感的路可以選。

願力量與你同在！

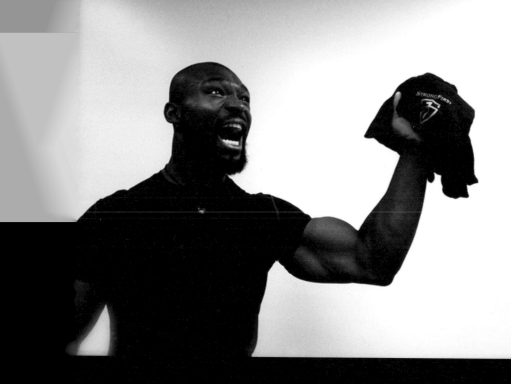

練到強壯為止。

致謝

本書作者想對以下各位女士先生至上最深的謝意，來自你們為此修訂版本提供寶貴的回饋與建議：

Anna Cannington, Al Ciampa, Jon Engum, Brett Jones, Ronen Katz, Craig Marker, Alexey Senart, Fabio Zonin.

也要特別來自 Pavel Macek

也要來自以下朋友對第一版的貢獻：

Michael Castrogiovanni, Andrea Chang, Ron Farrington, Steve Freides, Eric Frohardt, Dr. Kristann Heinz, Dan John, Rob Lawrence, Jeremy Layport, Geoff Neupert, Mark Reifkind, Alexey Senart, Nikki Shlosser, Mark Toomey, Chad Waterbury, David Whitley, Fabio Zonin，以及多名不願透漏姓名的先進。

特別來自 Brandon Hetzler。

提供照片人士：

軍營中的一顆壺鈴：來自 Lt. Col. Minter B. Ralston IV, USMC
Carl Agnelli：來自 Carl Agnelli
壺鈴往下的範圍：來自不願具名的美國軍官
Carl Agnelli：來自 Carl Agnelli
Asha Wagner：來自 Asha Wagner
Mira Kwon Gracia：來自 Mira Kwon Gracia
Mira Kwon Gracia：來自 Mira Kwon Gracia
Anna Cannington：來自 Anna Cannington
Cornell Ward 和 Gaius Ebratt： 來 自 Steve Milles, Five Points
Academy, NYC
Stuart McGill 教授與本書作者：來自 Stuart McGill
Cornell Ward：來自 Steve Milles, Five Points Academy, NYC
蒐集壺鈴擺盪資料：來自 Stuart McGill 教授的脊椎生物力學實驗室（Spine
Biomechanics Lab）University of Waterloo, Canada
Gray Cook：來自 Gray Cook
Pavel Macek：來自 Justyna Macková
Mark Toomey：來自 Mark Toomey
Pavel Macek 示範「盾牌下呼吸」：來自 Alžběta Tušková
Steve Baccari 以及筆記：來自 Steve Baccari
F-16: 出自 Tom Buysse/Shutterstock.com
Justyna Macková：來自 Iva Krochotová
Roxanne Myers：來自 Roxanne Myers
Raye Johnston：來自 Raye Johnston
John Faas：來自 the Faas 家族
Tracy Reifkind：來自 Tracy Reifkind
Bud Jeffries：來自 Bud Jeffries
2,001 次壺鈴擺盪以後：來自 Brandon Hetzler
Nicole Davis：來自 Nicole Davis
Michael Castrogiovanni：來自 Michael Castrogiovanni
Rachel Darvas 與狼：來自 Veresegyház Bear 以及 Wolf Sanctuary/

Pitshop Photo

Rachel Darvas：來自 Peter Lakatos

Mark Reifkind：來自 Mark Reifkind

Michael Yilek：來自 Michael Yilek

Brian Myers：來自 Brian Myers

John Saxon：來自 Pavel Tsatsouline

Gary and Reneta Music：來自 Gary and Reneta Music

本書作者在測力板上執行壺鈴擺盪：來自 Brandon Hetzler

Jon Engum：來自 Jon Engum

Ron Farrington：來自 Ron Farrington

本書作者訓練匈牙利反恐隊員：來自 TEK and Peter Lakatos

Hyun Jin：來自 Hyun Jin

Ronen Katz：來自 Ronen Katz

Eric Frohardt：來自 Eric Frohardt

Lacie Brandts：來自 Lacie Brandts

Eugene Kwarteng：來自 Andrea Chang

另外感謝：

「壺鈴擺盪——能燃脂又能提升運動表現」：出自丹‧約翰

「打開瘋狂的開關」：出自大衛‧懷特立（David Whitley）

Strength & Conditioning 004

帕維爾正宗俄式壺鈴訓練手冊：

蘇聯特種部隊教官，海豹部隊與 CIA 特聘專家，完整傳授用壺鈴就練到超級強壯的戰鬥民族訓練法

Kettlebell: Simple and Sinister

作　者｜帕維爾·塔索林（Pavel Tsatsouline）
譯　者｜王啟安

堡壘文化有限公司

總　編　輯｜簡欣彥
副總編輯｜簡伯儒
責任編輯｜簡欣彥
行銷企劃｜許凱棣、曾羽彤
封面設計｜萬勝安
內頁構成｜IAT-HUÂN TIUNN

讀書共和國出版集團

社　　　長｜郭重興
發行人兼出版總監｜曾大福
業務平臺總經理｜李雪麗
業務平臺副總經理｜李復民
實體通路組｜林詩富、陳志峰、賴佩瑜、郭文弘
網路暨海外通路組｜張鑫峰、林裴瑤、王文賓、范光杰
特販通路組｜陳綺瑩、郭文龍
電子商務組｜黃詩芸、李冠穎、林雅卿、高崇哲、沈宗俊
閱讀社群組｜黃志堅、羅文浩、盧煒婷
版　權　部｜黃知涵
印　務　部｜江域平、黃禮賢、林文義、李孟儒

出　　版｜堡壘文化有限公司
發　　行｜遠足文化事業股份有限公司
地　　址｜231 新北市新店區民權路 108-2 號 9 樓
電　　話｜02-22181417
傳　　真｜02-22188057
Ｅｍａｉｌ｜service@bookrep.com.tw
郵撥帳號｜19504465 遠足文化事業股份有限公司
客服專線｜0800-221-029
網　　址｜http://www.bookrep.com.tw
法律顧問｜華洋法律事務所　蘇文生律師
印　　製｜呈靖彩藝有限公司
初版 1 刷｜2022 年 8 月
定　　價｜新臺幣 450 元
ISBN 978-626-7092-60-6
9786267092637（EPUB）
9786267092620（PDF）

Kettlebell Simple & Sinister Revised
& Updated Edition by Pavel
Tsatsouline© MMXIX, MMXIII Power
by Pavel, Inc.
Complex Chinese edition © 2022
Infortress Publishing, a division of
Walkers Cultural Enterprise Ltd.,
Taiwan.
Complex Chinese translation rights
arranged through The PaiSha Agency.
All rights reserved.

Simple & SinisterTM is a trademark
by Power by Pavel, Inc.
StrongFirst® and the shield
are registered trademarks by
StrongFirst, Inc.